TROYES, IMPRIMERIE DE CARDON,

DU
DIAGNOSTIC
DE LA GROSSESSE

PAR

L'EXAMEN DE L'URINE,

Par Mme EGUISIER,

DOCTEUR EN MÉDECINE DE LA FACULTÉ DE PARIS, MEMBRE DE LA SOCIÉTÉ DE
MÉDECINE-PRATIQUE, MÉDECIN-SECRÉTAIRE DU DISPENSAIRE DE
L'OEUVRE SAINTE-GENEVIÈVE (POUR LES
MALADIES DES FEMMES.)

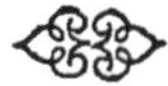

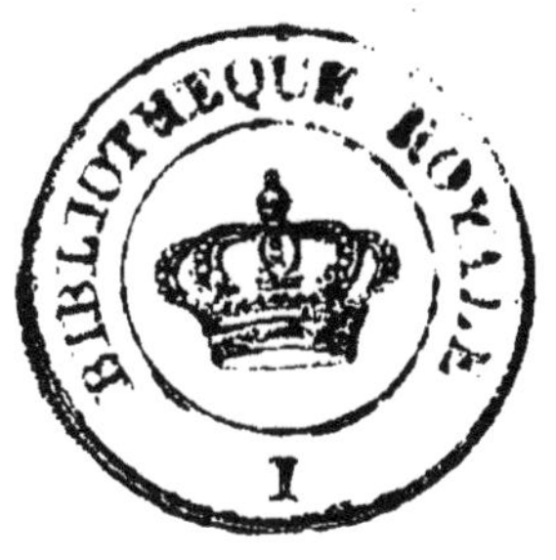

PARIS

J.-B. BAILLIÈRE,
Libraire,
RUE DE L'ÉCOLE-DE-MÉDECINE, 17.

JUST ROUVIER,
Libraire,
RUE DE L'ÉCOLE-DE-MÉDECINE, 8.

1842.

A MONSIEUR NAUCHE,

Médecin consultant de l'Institution royale des jeunes Aveugles.

Monsieur,

Si ce faible travail contient quelque chose d'utile à la science, c'est à vous qu'elle en sera redevable.

Dr ÉGUISIER.

L'exécution de ce petit travail doit beaucoup à la bienveillance de M. Tanchou, qui a mis autant d'empressement à me faire part de ses idées qu'à me fournir des sujets d'observation au dispensaire qu'il dirige.Elle réclamait le concours de trois méthodes d'observation que je ne pouvais embrasser d'une manière complète : l'étude pratique, l'étude chimique et l'étude microscopique. C'est à la première que j'ai donné la préférence, tant pour traiter la question sous le point de vue le plus profitable à la science, que pour obéir à la conscience de mes faibles moyens. Je n'ai eu recours aux deux autres que secondairement, et en ne prenant de leurs procédés que ce qui est à la portée de tout médecin éclairé. Le lecteur ne doit pas s'attendre, par conséquent, à trouver dans ce mémoire, soit des recherches microscopiques d'une précision et d'une délicatesse que les micrographes les plus habiles sont seuls capables de lui fournir, soit des analyses savantes de l'urine, analyses sur lesquelles les chimistes les plus renommés sont en désaccord.

Examiner les caractères que présente l'urine abandonnée à elle-même pendant les diverses périodes de la gestation;

Les comparer à ceux qu'elle offre dans l'état de santé, en l'absence de cette fonction;

Déterminer les circonstances physiologiques ou morbides susceptibles d'en faciliter ou d'en troubler le développement;

Rechercher les maladies dans lesquelles il peut s'en présenter de semblables;

Remonter enfin, s'il est possible, à leur origine, et en éclairer la nature par l'application de procédés microscopiques et chimiques peu compliqués, telle est la tâche que je me suis proposée.

PRÉAMBULE.

§ I. — L'idée de chercher des signes de grossesse dans l'urine n'est pas nouvelle : on la trouve consignée dans un grand nombre d'auteurs du moyen-âge, et il est probable qu'elle a existé de tout temps dans les préjugés du vulgaire. Mais elle n'avait pas été, jusqu'à ce jour, l'objet d'une étude sérieuse. Les plus grands partisans de l'uroscopie, eux-mêmes, en ont moins parlé comme d'un fait digne de l'attention des hommes de science, que comme d'une supposition gratuite qu'il faut abandonner à la crédulité du peuple. Willich [1], qui prétend qu'on peut juger de toutes les maladies par les urines ; Gordon [2], qui attache plus d'importance à leur examen qu'à celui du pouls ; Obert–Fuld, qui soutient que ce n'est que par elles qu'on peut découvrir les causes et la nature des maladies, et tant d'autres, qui ont fait de l'examen de ce liquide le sujet de traités spéciaux, n'en pensent pas moins que les signes qu'il fournit durant la grossesse ne méritent pas considération.

[1] *Urinarum probationes illustratæ scholiis medicis Hyeronimi Reusneri.* — Bâle, 1580, in-8º.

[2] *De urinis et cautelis earum.* — Venise, 1509, in-fol.

On a peine à se rendre compte des motifs d'une incrédulité si généralement répandue, car elle est en opposition avec l'observation et avec la théorie. L'observation démontre que l'urine des femmes enceintes possède des caractères particuliers, — les preuves en seront établies dans ce mémoire. — Quant à la théorie, il me suffira de quelques mots (me réservant d'y revenir plus tard), pour dissiper la prévention qui existe contre elle :

Parmi les modifications que la grossesse fait subir à l'urine quelques-unes sont sans valeur comme éléments de diagnostic ; ce sont celles qui résultent des troubles apportés dans les fonctions des appareils urinaire, digestif, nerveux, circulatoire, etc., troubles communs à tout état de l'économie susceptible de dénaturer l'exercice normal des organes. Elles sont caractérisées par des changements dans la quantité relative des principes de l'urine, de ses sels, de sa matière colorante, de l'urée, etc.

Mais il se passe dans la grossesse des phénomènes qui opèrent un autre genre de modification : des liquides d'une nature particulière s'assemblent dans l'utérus ; l'un d'eux, entr'autres, y forme une collection considérable. Comme tous les liquides destinés à des usages physiologiques, ils sont soumis à un travail continuel de composition et de décomposition, — par cela même que des vaisseaux sont chargés de les exhaler, d'autres sont chargés de les résorber.—Or, les parties résorbées, qu'elles traversent directement les membranes du fœtus, ou que, destinées à sa nutrition, elles soient d'abord introduites dans son corps d'où le superflu est puisé et transporté dans le placenta, aboutissent toujours au même but : la circulation de la mère qui est chargée de les expulser au-dehors. Une fois jetées dans le système circulatoire, s'il est une voie qu'il soit naturel d'admettre pour leur élimination c'est à coup sûr celle des urines.

Considérée sous ce point de vue, la question du jugement de la grossesse par l'urine se réduit à une simple question de physiologie qu'on peut embrasser dans les trois termes suivants :

1° L'eau de l'amnios (je ne tiens pas compte des autres liquides de l'œuf, en raison de leur faible quantité) est-elle soumise à un double travail d'exhalation et de résorption ?

2° Les parties résorbées sont-elles éliminées par l'appareil urinaire de la mère ?

3° Et, dans ce cas, est-il possible d'en reconnaître la présence dans l'urine ?

De la solution affirmative de ces trois points, on peut conclure, *à priori,* que l'urine des femmes grosses a des caractères particuliers. Mais la seule conclusion que je veuille en tirer actuellement, c'est la possibilité du fait. Je le demande donc à ceux même qui regardent le diagnostic de la grossesse par l'urine comme entièrement hypothétique, cette conclusion répugne-t-elle tant à l'esprit qu'on doive la rejeter sans examen? En quoi se trouve-t-elle en désaccord avec les lois connues d'une saine physiologie? Qu'un liquide exhalé soit repris par la circulation et transmis aux urines, c'est ce qui a lieu dans l'état normal pour les humeurs excrément-récrémentitielles, dans l'état pathologique, pour les épanchements séreux ; que ce liquide, ou quelqu'un de ses éléments, puisse être reconnu dans l'urine, c'est ce qui arrive tous les jours pour l'albumine et pour une foule de substances médicamenteuses ou alimentaires.

Cette prévention est donc injuste au point de vue de la théorie, elle ne l'est pas moins à celui de l'observation, ainsi que ce mémoire en établira les preuves.

§ II. Hippocrate n'a pas eu recours à ce moyen de diagnostic[1] ; mais il a signalé dans plusieurs endroits de ses écrits des pellicules qui ont de la ressemblance avec celles dont se couvre l'urine des femmes grosses.

« Dans une fièvre, dit-il, l'urine qui, de trouble

____

[1] Je n'ai rien trouvé non plus dans Aristote, Galien, Paul d'Egine, Celse, Pline.

— 5 —

« qu'elle était en sortant, devient claire et présente
« une pellicule graisseuse à la surface, indique
« une terminaison prochaine. »

(Coac. V. 1, 2. A. 580. — Dict. de Méd. dogmat.,
ou Recueil des principales maximes d'Hippocrate,
par P. C. Marchant. — Paris, 1816, p. 401.)

Depuis Hippocrate jusqu'aux Arabes les livres
de médecine ne contiennent rien sur cette matière.
Ce qui me confirme dans cette opinion, c'est que
les auteurs qui ont écrit spécialement sur l'urine
n'en font pas mention. De ce nombre sont :
Théophile [1], Magnus et Actuarius [2]. Cette idée dût
passer dans la séméiotique à l'époque où les doctrines arabes vinrent jeter une si grande faveur sur
l'uroscopie. C'est dans Avicenne [3] qu'on en trouve
les premières traces [4]; les médecins du moyen-âge
se sont bornés à les copier sans vérifier leur assertion. Voici d'ailleurs un passage de Savonarole qui
résume tout ce qui a été écrit sur ce sujet :

DE COLORIBUS URINÆ PRÆGNANTIUM. RUB. X.

Urinæ prægnantium debent cum magna solemnitate conside-
rari, observando conditiones superiùs memoratas : debet medicus

---

[1] Θεοφιλοι περι ουρων βιβλιον.

[2] *Actuarii Joannis Zachariæ filii, de urinis libri septem, de græ-
co sermone in latinum conversi, etc. Parisiis, 1522.*

[3] *Avicennæ arabum medicorum principis, ex Gherardi Cremo-
nensis sermone, etc., Venetiis. — MDCVIII. — Canon medicinæ,
lib. tert., de signis imprægnationis, t. I, p. 929.*

[4] Rhazès et Averrhoës n'en font pas mention.

attendere si urina est ejus quæ in principio imprægnationis, aut medio, aut in fine : quoniam alia debet in his diversis temporibus apparere. Urina prægnantes in principio : quia in primo, secundo, vel tertio, aut quarto mense, et usque ad sextum exclusive ; est citrina ad subalbedinem declinans clara ; in superficie habens nebulam ; in medio vero ejus hypostasim, vel materiam hypostaticam, ad modum coti carminati : in qua apparent quandoque granula ascendentia et descendentia, quæ cum movetur, sive agitatur, non conturbatur..... sed hic nota hoc esse verum, ut in pluribus ; quoniam reperiuntur mulieres quæ in toto tempore imprægnationis menstruantur, in quibus urinæ non sunt claræ, insuperficis, etc.... — In medio vero imprægnationis : quia in sexto, septimo, vel circa, urina erit coloris æquæ cicerum rubeorum, vel pedum citrinorum modo. (Avic.) — In fine vero imprægnationis, quandoq; apparet in urinalibus earum rubedo in loco, in quo apparuit in principio prægnationis subalbedo, et cum movetur urinale prægnantis, conturbantur. (Avic.) — Sed hic est maxime advertendum, quod omnia ista signa simul quandoq; possunt apparere in muliere non prægnante, in quâ est retentio menstruorum : ut in mola, in qua multi famori medici decepti sunt, etc...

(Practica canonica Joannis Michaelis Savonarolæ.
— Lugduni. 1562. — Lib. de urinis.)

L'auteur accompagne ce passage de longues interprétations qu'il est inutile de transcrire [1].

Je passe sous silence d'autres auteurs qui ont traité cette question d'une manière trop légère

---

[1] V. sur le même sujet, Fernel, *univers. medic.*, p. 231, *lib.* 1, *de urinis*, p. 235, 236, 329. — Davach, le Miroir des urines, p. 149, 150, 151. — J. Guillemeau, Œuvres de chirurgie ; 1612, p. 262. — Mauriceau, Traité des maladies des femmes grosses et nouvellement accouchées. Paris, 1675, p. 67. — J. Tiébaut, Trois livres des maladies des femmes et remèdes d'icelles. Paris, 1581, p. 552. — Harvey, *Exercitationes de generatione animalium*, etc...

pour qu'on puisse croire qu'ils s'en soient occupés sérieusement. De ce nombre est Fodéré, qu'on a cité; voici ce qu'il en dit :

« Savoranola a trouvé que depuis le commencement jusqu'au
« sixième mois de la grossesse, plus ou moins, l'urine est claire,
« d'une couleur citrine tournant au blanc, ayant un nuage à
« sa surface; dans son milieu, un dépôt ressemblant à de la
« laine cardée, dans lequel on voit monter et descendre de petits
« grains (qui ne sont que des bulles d'air), du mouvement des-
« quels l'urine n'est pas troublée; que, vers le sixième ou sep-
« tième mois, l'urine prend la couleur de la décoction de pois
« chiches de couleur rouge; qu'elle est encore plus rouge sur la
« fin de la grossesse, époque où elle se trouble lorsqu'on la re-
« mue.

« L'auteur avertit cependant qu'on ne doit pas s'en tenir à ce
« seul signe, parce qu'il est commun aux femmes qui ont une
« simple suppression, à celles dont l'utérus renferme une môle,
« et qu'on le rencontre également dans les maladies arthritiques. »
(Traité de Médecine légale et d'hygiène publique, t. Ier, p. 436.—
Paris, 1813.)

— Pendant le XVIIe siècle l'uroscopie commença à perdre du prestige que lui avaient donné les doctrines humorales. Le siècle suivant elle tomba presque entièrement dans l'oubli; elle ne pouvait guère convenir, en effet, à des époques qui avaient déjà la prétention de soumettre la médecine aux lois des sciences exactes. L'examen de l'urine des femmes enceintes fut dès-lors abandonné aux médicastres : les livres n'en firent plus mention que pour en dénier la valeur.

Lorsque l'attention des médecins fut momentanément portée vers les études microscopiques par les travaux de Leeuwenhoeck, quelques observateurs crurent avoir découvert des animalcules dans l'urine de la grossesse [1] ; mais cette idée n'eut pas de suite.

Enfin telle était l'opinion générale des médecins sur ce point que les traités d'accouchement, de physiologie et de séméiotique n'en faisaient plus mention, lorsque M. Nauche annonça à la société de médecine pratique qu'il avait découvert dans l'urine des femmes enceintes une matière qu'il croyait de nature particulière et qu'il nommait Kyesteïne.

Peu de médecins cherchèrent à vérifier ce fait, et ceux qui le firent, trompés sans doute par des caractères d'une certaine ressemblance que fournit par fois l'urine des malades, purent croire qu'il était le résultat d'une observation superficielle. Pour moi, qui avais une garantie suffisante du contraire, j'entrepris quelques recherches au Dispensaire Sainte-Geneviève, sous les yeux de M. Tanchou, qui voulut bien m'aider de ses avis et de son expérience ; et j'en publiai le résultat dans la *Gazette des Hôpitaux* [2]. Si cet article resta sans écho en France, il n'en fut pas de même en Angleterre et en Allemagne. Un médecin de

[1] Fred. Helwigh, thé. — Heidelb. 1602.
[1] 21 février 1839,

Londres, entr'autres, publia peu de temps après un mémoire basé sur trente observations [1].

Son travail a été évidemment suggéré par mon article ; la description est analogue, les mêmes comparaisons et les mêmes termes y sont employés. Ce qui suffirait d'ailleurs pour lever tout sujet de doute, s'il pouvait en exister, c'est la présence dans ce mémoire du mot *Kyesteïne*, mot créé par M. Nauche, et placé en tête de mon article.

Plus tard un médecin allemand s'occupa du même sujet, ce qui donna l'occasion d'une discussion à la société de médecine des départements, où M. Tanchou développa quelques-unes des idées contenues dans le Mémoire dont je m'occupais alors.

Enfin M. P. Dubois en fit le sujet de quelques considérations dans une de ses leçons de l'année 1841 [2].

Les opinions émises par ces divers observateurs avaient détourné la question de sa véritable origine, mais elles lui avaient fait faire un grand pas en dissipant les idées préconçues qui l'avaient éloignée jusqu'alors du champ de l'observation. Celles de M. P. Dubois surtout, par la considération dont elles jouissent à si juste titre, n'auront pas peu contribué à provoquer des recherches

[1] Guy's hospital reports. — Avril 1840.
[2] *Gazette des Hôpitaux.*

dans cette voie que les efforts réunis de l'étude clinique, de la chimie et de l'examen microscopique ne tarderont pas à éclairer.

§ III. — M. Nauche a donné le nom de kyesteïne (Κίνησις, εος, grossesse, produit de la grossesse) à la matière qu'il a signalée dans l'urine de la grossesse. Cette matière est-elle de nature particulière et mérite-t-elle, par conséquent, une dénomination nouvelle. C'est ce qu'il ne nous est pas permis de décider actuellement. Néanmoins, l'étymologie m'en paraît heureuse en ce qu'elle indique son origine sans rien préjuger de sa nature; elle pourra lui être conservée, quelles que soient plus tard les propriétés qu'on lui assigne, tant qu'on voudra seulement désigner sa coexistence avec la grossesse; je lui conserverai dans ce travail la signification qui lui a été donnée par l'auteur.

§ IV. — La kyesteïne se manifeste par l'évolution spontanée de plusieurs phénomènes appréciables à l'œil nu; il suffit pour cela d'abandonner l'urine à elle-même. Mais il devient souvent nécessaire d'y joindre l'emploi de divers procédés chimiques et celui du microscope. J'ai eu également recours à ces trois méthodes d'observation dans les recherches que j'ai faites, et il m'a toujours semblé utile de les employer simultanément. Les deux dernières m'ont fourni, cependant, des résultats moins décisifs que la première ; c'est donc à celle-ci que je donnerais la préférence s'il fallait choisir l'une d'elles à l'exclusion des autres. Par une heureuse coïncidence, son application est des plus faciles : elle n'exige ni études spéciales, ni expériences compliquées, ni perte de temps.

L'urine doit être recueillie dans des éprouvettes marquées sur une de leurs parois d'une échelle graduée, propre à déterminer l'évaporation du liquide et l'épaisseur de ses différentes couches, ou dans des verres à champagne dont le fonds se termine en une cavité effilée (comme un cornet de papier). Elle doit être conservée à l'air libre, préservée de la chute des corps étrangers par une coiffe de gaze, ou de tout autre tissu qui ne s'oppose pas au renouvellement de l'air.

La plus propre à l'observation est celle du matin à jeun (l'*urine du sang*, comme l'appelaient les anciens) ; cette condition est importante, car l'urine de la même femme qui marque très-bien à une distance éloignée du repas, et après un repos convenable, donne quelquefois des signes incertains, si elle est rejetée pendant la digestion, ou à la suite d'une fatigue qui a porté du trouble dans la circulation.

CHAPITRE Ier.

DE L'URINE DES FEMMES ENCEINTES DANS L'ÉTAT
DE SANTÉ.

ART. Ier — *Phénomènes que présente l'urine
abondonnée à elle-même*[1].

Au moment de son excrétion, l'urine des femmes
enceintes est *acide*, un *peu louche*, *blanchâtre*, d'une
odeur fade; de *petits corpuscules blancs*, qu'on distingue très-bien à la loupe, *y sont tenus en suspension*; après quelques instants de repos, ils se réunissent en *flocons* qui se condensent peu à peu, et
se *précipitent au fond du vase*. L'urine reprend alors
un peu de limpidité, et la teinte citrine qu'elle a,
hors l'état de grossesse, devient plus marquée.

En même temps que les flocons se déposent, il
se forme *quelquefois* à la surface, soit *une couche
mince*, *irisée*, qui n'est visible que dans certaines
positions ; si l'on cherche à en enlever un lambeau,
la matière qui la compose s'amasse devant l'instrument en *grumeaux d'une couleur grise, assez
semblables à de la graisse de volaille*. Soit une
couche grise, terne, qu'on serait tenté de prendre
pour une couche de poussière, si l'examen micros-

---

[1] Les signes propres à l'urine de la grossesse sont écrits en lettres ita-
liques.

copique ne faisait voir qu'elle est composée de petits cristaux. Quelquefois, mais rarement, cette couche paraît brillante à l'œil nu; dans ce cas les cristaux ne sont plus les mêmes que dans le précédent.

L'urine reste à peu près dans cet état, pendant un laps de temps qui varie de vingt-quatre à quarante-huit heures. Dès le second jour, ou dans le courant du troisième, quelquefois plus tôt, rarement plus tard, elle commence à perdre de sa transparence; *l'aspect louche qu'elle avait primitivement revient plus prononcé;* son odeur est plus forte; on distingue à sa surface quelques traces d'une *pellicule* qui, semblable d'abord à une trainée nébuleuse, acquiert bientôt des dimensions et une consistance assez considérables.

Du troisième au quatrième jour, chacun de ces caractères acquiert plus d'intensité. De *petits débris*, qui tendent à gagner le fond du vase, se *détachent de la pellicule.*

Du quatrième au cinquième jour, la pellicule est presque entièrement détruite; ses débris se précipitent sur le sédiment, où ils forment une *couche blanche.* Mais elle est successivement remplacée par une *nouvelle pellicule* moins blanche, et parsemée de petits points brillants d'un éclat cristallin. L'aspect laiteux commence à s'effacer sous une *teinte verdâtre.*

Les jours suivants, l'urine se trouble et s'évapore de plus en plus. Elle acquiert une odeur de *matière organique corrompue* qui masque l'odeur urineuse ; sa couleur verte est plus prononcée. La seconde pellicule se détruit à son tour, et se trouve remplacée par une *troisième*, inégale, grisâtre, plus ou moins analogue à celles que la putréfaction engendre sur l'urine ordinaire (*cremor urinæ des anciens*) : une poudre blanche, très-fine, s'attache aux parois du vase où elle fait croûte.

Plus tard, cette troisième pellicule se confond avec des points de moisissure, et l'urine finit par ne plus former qu'un magma sirupeux confus.

Ces phénomènes sont de deux ordres : les uns, communs à toutes les urines, résultent de l'évaporation et de la décomposition naturelles de ce liquide ; les autres sont dus à la présence de la kyesteïne. Ces derniers, les seuls dont nous ayons à nous occuper ici, ne sont pas tous également distincts et constants : c'est ce qui va ressortir de l'examen particulier de chacun d'eux.

A. — Acidité. — J'ai presque toujours trouvé l'urine de la grossesse acide. Ce caractère est habituellement d'autant moins prononcé que l'urine est plus vieille ; mais il est commun à un grand nombre d'urines différentes : il est d'ailleurs, jusqu'à un certain point, sous la dépendance des boissons et des aliments.

B. — Couleur. — La couleur mérite plus de confiance ; elle est *opaline, laiteuse,* elle se dissipe un peu par la formation du dépôt, mais elle acquiert une nouvelle intensité lors du développement de la pellicule. Elle est parfois si prononcée qu'on serait tenté de croire à une véritable solution de lait ; plus marquée chez les femmes lymphatiques et chez celles qui ont le ventre volumineux. C'est du troisième au sixième mois inclusivement qu'elle est surtout apparente ; du septième au neuvième, elle sembl: diminuer.

Dans l'urine recueillie depuis plusieurs jours la couleur blanche fait place à une couleur verdâtre plus ou moins marquée suivant la quantité de la kyestcïne, ce qui donne au liquide l'apparence de l'huile d'olive à demi-figée.

C. — Consistance. — Les changements que subit l'urine dans sa consistance sont intimement liés à ceux de sa couleur. Légèrement trouble à sa sortie de la vessie, elle se clarifie par la fixation du sédiment ; mais du second au troisième jour elle se trouble de nouveau spontanément, et elle devient d'autant plus épaisse qu'elle vieillit davantage. C'est particulièrement à la séparation de la kyesteïne, tenue en suspension et en solution, que sont dus ces phénomènes. L'évaporation et la décomposition n'y prennent part que secondairement, et alors que les signes de la grossesse ont suivi leur cours.

D. — Sédiment. — Le sédiment est formé d'une ou de plusieurs couches distinctes, suivant l'époque à laquelle on l'examine. La *première* résulte de la chute des petits flocons blancs répandus dans le liquide ; elle est habituellement formée au bout de quelques heures de repos ; assez épaisse quelquefois pour occuper le tiers inférieur du vase ; elle est constituée par un amas de matière peu consistante, d'un blanc mat, ayant l'aspect de la neige ou de la fécule de pomme. En vieillissant, les corpuscules qui la composent se condensent, leur blancheur se dissipe et passe insensiblement à une teinte transparente, d'un gris muqueux.

La *seconde* est le produit de la destruction de la première pellicule ; elle est pulvérulente, blanche, peu épaisse, distincte par sa blancheur de la première qui a déjà perdu la sienne.

Une *troisième* couche, semblable à de la farine de son, s'ajoute parfois aux deux premières, par suite du précipité des pellicules suivantes. Mais lorsqu'elle se forme, l'urine a déjà subi un degré de décomposition qui confond la plupart des signes. Il est plus ordinaire de voir les débris des pellicules qui se succèdent former sur le premier sédiment, résultat de la chute des flocons, une seule couche blanche, épaisse et distincte jusqu'à l'entière évaporation de l'urine ; c'est ce qui a toujours lieu dans les urines très-chargées de kyesteïne.

E. — Pellicules. — Il suffit pour constater la couche irisée qui se développe parfois, d'examiner l'urine dans le vase de la malade ; son développement ne paraît même pas arrêté par la présence d'autres urines, mais je la crois assez incertaine : il m'a semblé qu'elle était particulière aux premiers mois de la grossesse. L'existence des deux couches cristallines est également variable : peut-être est-elle plus propre à l'urine des *derniers mois.* Quant aux suivantes, que je décrirai sous le titre de *pellicules,* elles réclament plus d'attention.

La *première* est *constante* et toujours parfaitement distincte; elle commence à se développer du second au troisième jour, quelquefois dès le premier, sans qu'il soit possible de reconnaître si les couches antérieures (si elles existaient) se sont détruites insensiblement, ou si elles se sont confondues avec elle. Cette pellicule acquiert son développement en douze, dix-huit ou vingt-quatre heures. Elle se présente alors sous la forme d'une couche pseu-do-membraneuse, uniforme, de un à deux milli-mètres d'épaisseur, blanche, assez résistante pour se laisser enlever par lambeaux; elle occupe toute la largeur du verre, et elle ressemble à la pellicule qui se forme sur le bouillon gras refroidi. Après dix-huit ou vingt-quatre heures de durée elle commence à perdre de sa cohésion; quelques lambeaux s'en détachent et se précipitent, mais les espaces vides sont successivement remplis par une matière de nouvelle formation, d'où résulte une *seconde* pellicule moins blanche, granulée, par-semée de points cristallins. Celle-ci, qui se détruit comme les autres, est remplacée, à son tour, par une *troisième* d'un aspect mucilagineux.

Les suivantes, s'il s'en forme encore, n'offrent plus les caractères propres à celles de la grossesse, à moins que la kyesteïne ne soit très-abondante.

C'est donc dans la première qu'il faut chercher de préférence des éléments de diagnostic.

Les caractères que je viens de décrire sont évidemment les effets d'une même cause, les indices de la présence d'une matière que l'urine ne contient pas en l'absence de la grossesse. Voici ce qui a lieu :

Une partie de cette matière n'étant tenue qu'en suspension, donne à ce liquide l'aspect *louche* qu'il offre au moment de son excrétion ; les particules qui la composent, et qui se trouvaient d'abord disséminées, se réunissent en *flocons* par le repos et le refroidissement, et leur chute va former avec le mucus qu'elles entraînent la *première* couche du dépot. c'est alors que l'urine prend un peu de limpidité, sans perdre entièrement, néanmoins, l'aspect louche qu'elle doit à l'autre partie de la kyesteïne tenue en solution ; cette dernière ne tarde pas à se séparer, par suite d'un mouvement spontané de décomposition, et à communiquer à l'urine cette *couleur laiteuse* que présentent les solutions aqueuses de certaines teintures alcooliques (de l'eau de Cologne, du lait virginal, etc.); une portion monte à la surface où elle forme la *première pellicule;* mais le contact de l'air lui communique bientôt une pesanteur plus considérable et elle se précipite: ses débris vont former la *seconde couche du dépôt ;* Une autre portion la remplace et donne lieu aux mêmes phénomènes (*seconde pellicule*); mais déjà celle-ci est moins pure que la première, car la décomposition qui, jusqu'à ce moment, n'avait séparé que cette matière, commence à opérer la disgrégation des autres éléments de l'urine. Des cristaux se forment, c'est ce qui lui donne un *aspect brillant*; un peu de mucus dissous dans ce liquide, et qui provient sans doute des bassinets et des uretères, s'en sépare et monte avec elle, c'est pour cela qu'elle est *moins blanche*. Enfin d'autres matières corrompues s'ajoutent à elle et lui communiquent un aspect *mucilagineux*. Et successivement les pellicules suivantes contiennent d'autant moins de kyesteïne, et s'éloignent d'autant plus, parconséquent, des caractères de la première, qu'elles sont plus vieilles. Il arrive un moment où elles sont exactement semblables à celles que la putréfaction engendre sur toute espèce d'urine, c'est lorsque toute la kyesteïne est précipitée.

Non seulement ces caractères sont, pour la plupart, distincts par leur nature de ceux que présente l'urine ordinaire, mais ils le sont encore par l'époque de leur évolution. Voyons en effet ce qui se passe dans l'urine ordinaire abandonnée à elle-même : une première période (repos et refroidissement), dont la durée est de quelques heures, a pour effet de précipiter les matières tenues en suspension, le mucus vésical, l'acide urique, les débris organiques, etc. Dans une seconde, constituée par la décomposition, les matières elles-mêmes dont la combinaison forme l'urine sont désunies et isolées ; mais un intervalle de quelques jours, qui n'est marqué que par l'évaporation des parties aqueuses, sépare ces deux périodes. Eh bien ! c'est pendant cet intervalle que les phénomènes propres à la grossesse se développent ; c'est donc ce moment qu'il faut choisir pour les saisir dans toute leur clarté ; car immédiatement après la sortie de l'urine ils peuvent être (et ils sont quelquefois, en effet, mais rarement) obscurcis par la présence du mucus et des autres matières suspendues dans ce liquide ; tandis que lorsque la décomposition est avancée, ils se confondent avec ceux que la putréfaction engendre dans les liquides chargés de matières animales. Ces phénomènes, disons-nous, sont dus à une matière que nous sommes convenus d'appeler kyesteïne, et dont nous allons maintenant étud.er les propriétés.

ART. II. — *Des propriétés de lu Kyesteine.*

§ 1er. — La kyesteïne offre à peu près la consistance moëlleuse de la crême de lait ; on peut, lorsqu'elle est étendue en couche, la détacher par lambeaux assez volumineux. Celle qu'on trouve suspendue dans l'urine fraîche en petits flocons, est plus pesante que ce liquide, dont elle gagne le fond ; celle au contraire qui lui est unie en solution, est plus légère que lui et monte à la surface ; mais le contact de l'air la rend plus pesante et la précipite. Je pense que cette différence de pesanteur trouve une explication satisfaisante dans les conditions réciproques des parties. Dans le premier cas, la kyesteïne tenue en suspension acquiert relativement plus de densité par le rapprochement de ses molécules, tandis que l'urine étant plus aqueuse en offre moins. Dans le second, au contraire, la kyesteïne se séparant de sa solution par globules isolés, offre moins de pesanteur, tandis que l'urine privée de ses parties les plus fluides par l'évaporation, et chargée de nouvelles combinaisons solides par suite de la décomposition, en offre bien plus.

La kyesteïne a une odeur fade ; la couleur mate du caséum est celle dont elle se rapproche le plus. Elle n'a pas la teinte cendrée du mucus, ni celle un peu bleuâtre de l'albumine pure, ni la transparence de la gélatine.

§ II. — Ses propriétés chimiques sont presque toutes négatives. Elle est neutre, insoluble dans l'eau, dans l'alcool, dans l'éther, dans l'ammoniaque.

Elle n'est pas soluble dans les solutions alcalines, comme l'albumine ;

Ni dans un mélange de savon et d'ammoniaque, comme le mucus ;

Ni dans l'éther et l'alcool bouillants, comme la graisse.

L'urine qui la contient ne se coagule pas par l'ébullition, comme les urines albumineuses ; mais elle laisse déposer une poudre blanche, abondante, par le refroidissement ; elle ne se coagule pas non plus par l'acide acétique.

La kyesteïne partage néanmoins plusieurs des

propriétés des corps que je viens de citer. Comme eux, elle est évidemment de nature organique ; elle est précipitée de l'urine par le deuto-chlorure de mercure, par la plupart des acides forts et par les solutions astringentes.

En résumé, si elle n'a pas de propriétés qui permettent de la classer parmi les corps d'une nature particulière, elle en possède qui ne permettent pas de la regarder comme de l'albumine pure, de la gélatine, du mucus, de la graisse, du caséum, etc. Il serait peut-être plus rationnel de la considérer soit comme de l'albumine dégénérée, soit comme un corps gélatino-albumineux. C'est à cette dernière conclusion que s'est arrêté M. Bonastre, d'après des recherches faites sur l'indication de M. Nauche : conclusion, il est vrai, qui n'apprend pas grand'chose sur sa véritable nature. Mais cette matière a cela de commun avec un grand nombre de produits organiques, qui, dans le creuset du chimiste, se réduisent aux mêmes éléments, bien que leurs propriétés physiques, leur source, leurs usages soient essentiellement différents [1].

ART. III. — *Examen microscopique.*

L'étude microscopique de l'urine confirme en partie ce que j'ai dit dans ce premier chapitre ; elle

[1] Il n'est pas de chimiste, dit M. Raspail, si expérimenté qu'il puisse être sur ces sortes de matières, qui ne confonde l'une avec l'autre, à l'aspect, aux caractères physiques et aux réactions, la fibrine obtenue de la flagellation du sang et la substance insoluble obtenue de la filtration de l'albumine de l'œuf de poule. — (F. v. Raspail, *Nouveau système de chimie organique*, t. 11, p. 222, 1838.)

fournit en outre de nouveaux caractères que je n'ai rencontrés jusqu'ici que chez les femmes enceintes, et qu'il ne faut cependant pas se hâter de regarder comme essentiels, bien que leur observation repose sur un nombre considérable d'expériences. On concevra facilement la réserve qui nous est imposée par l'immense variété des urines qu'il faut examiner comparativement. D'un autre côté, il ne faut pas oublier que si les corps organisés subissent dans leur nature, ou dans les proportions de leurs éléments, des modifications tellement délicates qu'elles échappent aux analyses chimiques, tandis qu'il en résulte dans l'arrangement de leurs molécules, ou dans leur couleur, des changements appréciables à l'œil armé d'instruments grossissants; il ne faut pas oublier, dis-je, que ces corps tendent à revêtir des formes élémentaires à peu près analogues, à se réduire en globules; et comme c'est sur la variété que présentent ces globules, variété qui ne tient souvent elle-même qu'à une différence de volume très-difficilement appréciable, que s'appuie presque toujours le microscope pour établir leurs caractères différentiels, il en résulte que les données fournies par cet instrument ne sont pas toujours décisives dans ces sortes de cas.

L'urine offre des caractères différents suivant l'époque à laquelle on l'examine.

1°. Immédiatement après son excrétion elle est limpide; des débris organiques (mucus epithelium), des rudiments de cristaux et des petits corpuscules arrondis que j'appelerai *globules kyesteï-*

ques [1], y sont tenus en suspension. Ces derniers sont transparents, d'un éclat cristallin, d'une forme sphérique; d'abord isolés, ils se réunissent en couches plus ou moins étendues, et en arborisations à proportion que l'urine se refroidit. C'est à leur présence qu'est dû l'aspect trouble que l'urine présente à l'œil nu.

2°. Après la chute des flocons on y distingue à peine quelques globules; les débris organiques ont été entraînés dans le sédiment.

3°. Les globules s'y montrent de nouveau, mais beaucoup plus nombreux, lorsque l'urine prend l'aspect opalin qui s'était dissipé momentanément; on les voit réunis au milieu de la goutte qu'ils forment presque entièrement;

4°. Lorsque la décomposition est plus avancée, on commence à distinguer des cristaux qui ne s'étaient montrés que sous une forme rudimentaire et sur lesquels nous reviendrons. Du reste, les globules se présentent dans les mêmes conditions, si ce n'est qu'ils ont une teinte jaunâtre et qu'ils se meuvent rapidement.

Voyons maintenant ce qu'offrent de particulier les produits qui se sont séparés de l'urine.

A. — Les *flocons* que nous avons vus se former par le repos et le refroidissement, sont dus à des

---

[1] Ce qui nous confirme dans l'opinion que ces globules sont particuliers à la grossesse, c'est qu'ils sont plus petits, plus brillants et plus réguliers que ceux qu'on trouve dans les urines purulentes et muqueuses. Dans les dessins qu'a donnés M. Rayer des divers globules qu'on rencontre dans les urines, je n'en ai point trouvé qui leur fussent analogues.

agglomérations de globules kyesteïques ; c'est ce dont on se convainct facilement par l'addition d'une goutte d'alcool qui les sépare, et les ramène aux conditions dans lesquelles ils se trouvent avant leur agglomération.

B. — Les couches qui forment le sédiment varient dans leur composition.

La *première* (inférieure), résultat de la précipitation des *flocons*, est absolument formée de la même manière que ces derniers ; on y distingue, en outre, de petits amas d'une matière grise, spongieuse, qui n'est autre chose que du mucus entraîné par la kyesteïne ;

La *seconde*, due à la précipitation des débris de la *première pellicule*, est constituée par les mêmes globules ;

La *troisième* (presque toujours confondue avec la seconde), est un mélange de globules, de matière grise et de cristaux.

C. — La couche irisée qui s'observe parfois à la surface de l'urine est incolore, sans traces d'organisation ; elle rappelle jusqu'à un certain point ces lames fines et transparentes de glace qui se forment sur les eaux très-limpides, au commencement des gelées. Des deux autres, la première est composée de petits cristaux fins, fusiformes ou aiguillés, très-courts ; la seconde, de petits cristaux triangulaires acuminés.

Un lambeau de la *première pellicule*, déposé sur le

porte-objet, est uniquement formé de globules kyesteïques ; le centre est presque opaque, les globules y étant agglomérés au point d'intercepter la lumière ; ces globules paraissent colorés d'un jaune faible, si on les regarde à une lumière vive, mais dans le clair-obscur, ils ont une teinte-bleuâtre et brillante ; ils tournent rapidement sur eux-mêmes. Si on tourne le réflecteur de manière à obtenir une lumière douteuse, la goutte prend l'aspect d'une agglomération de myriades de petites paillettes sphériques, argentines, qui, dans un mouvement accéléré, laissent voir alternativement une de leurs facettes. Dans les pellicules suivantes les globules prennent une teinte jaunâtre[1] ; on commence à distinguer une matière spongieuse, grise, tenant des cristaux volumineux de phosphate ammoniaco-magnésien en suspension.

D. — Parmi les cristaux que le microscope m'a permis de voir dans l'urine de la grossesse, il en est qui s'y rencontrent fréquemment, et que j'ai néanmoins retrouvés, quoique rarement, dans celle de femmes non enceintes et même dans celle des hommes. S'ils ne se rencontrent pas plus souvent dans l'urine des malades que dans l'urine saine, leur présence peut servir à faire soupçonner la grossesse, mais elle ne saurait, dans aucun cas, la décider positivement ; les uns sont constitués par

---

[1] Ces globules ont de la ressemblance avec ceux du ferment signalés dans la bière par M. Cagnard-Latour, et dans l'urine par M. Quevenne. (*Expérience,* 10 mars 1838, p. 405)

de petites paillettes minces, incolores, fusiformes, fines, allongées, réunis en groupes plus ou moins volumineux. Ils sont très-nombreux dans certaines urines, y forment un dépôt abondant et une pellicule grise. A l'œil nu, et même à une forte loupe, on ne distingue ni leur forme, ni l'éclat cristallin qu'ils ont au microscope. Les autres sont des grains acuminés, un peu plus volumineux que les précédents, réunis en grappes, d'une forme triangulaire ou quadrangulaire tronquée. Comme les premiers, ils montent quelquefois à la surface de l'urine où ils forment une couche légèrement brillante [1].

On rencontre constamment dans les pellicules de deuxième et troisième formation, mais rarement dans celle du premier jour, des cristaux beaucoup plus volumineux que les précédents, transparents, allongés, en forme de prismes rectangulaires, tronqués à leurs extrémités ; ils sont communs à toutes les urines décomposées : ce sont des cristaux de phosphate ammoniaco-magnésien (neutre, *Guibourt* et *Quevenne*; Bibasique, *Donné*).

Enfin on voit quelquefois des grains colorés en jaune, de forme indéterminée, plus ou moins volumineux qui sont sans doute d'acide urique.

M. Golding-Bird annonça en 1839 qu'il avait découvert dans la pellicule kyesteïque et dans l'urine des femmes grosses des cristaux particuliers. D'a-

---

[1] Je pense que les premiers sont des cristaux d'urate d'ammoniaque, et les seconds des rudiments de cristaux de phosphate ammoniaco - magnésien.

près la description qu'il en a donnée, j'ai lieu de croire que ce sont les petits cristaux acuminés que je viens de décrire. M. Donné a également annoncé, dans un mémoire adressé il y a peu de temps à l'académie des sciences, qu'il avait découvert un genre particulier de cristallisation dans la même urine [1]. Comme je viens de le dire, les seuls cristaux que j'ai fréquemment rencontrés dans l'urine de la grossesse sont les cristraux en petites paillettes, et les cristaux acuminés, mais je les ai vus dans d'autres urines, les premiers entr'autres en grand nombre, dans mon urine additionnée d'eau de l'ammios. Si ces observateurs en ont rencontré d'autres qui soient particuliers à la grossesse, je dois regarder le fait comme bien rare et même comme exceptionnel, puisqu'il ne s'est pas présenté à mon observation, depuis trois ans que j'examine l'urine de la grossesse au microscope.

ART. IV. — *De l'époque à laquelle se manifestent les signes particuliers à l'urine de la grossesse.*

Pendant le premier mois de la gestation l'urine ne présente aucun des caractères que j'ai décrits, du moins ne les ai-je pas rencontrés sur celles de plusieurs femmes que j'ai eu l'occasion d'observer depuis la fécondation jusqu'au troisième et quatrième mois. C'est habituellement dans le cours du second mois qu'ils commencent à se montrer sous

---

[1] J'ignore si M. Donné a vu ces cristaux au simple examen microscopique, ou s'il a eu recours à des procédés chimiques.

forme de petits filaments blancs, suspendus dans l'urine, qui se précipitent et donnent lieu à un dépôt peu abondant. La pellicule qui se forme est irisée, mince : elle se détruit lentement, et ordinairement elle n'est pas remplacée par d'autres. La teinte opaline du liquide et les différentes couches que j'ai distinguées dans le sédiment sont également peu marquées. Toutefois, il est des femmes dont l'urine présente dès la quatrième ou la cinquième semaine des caractères à un degré plus prononcé, mais c'est l'exception, et il en est peu dont elle ne marque bien à partir de la septième ou huitième.

C'est du troisième au sixième mois inclusivement qu'ils acquèrent leur plus grand développement ; à partir du septième ils semblent perdre graduellement de leur intensité jusqu'à la terminaison de la grossesse de sorte que dans le courant du neuvième, et même parfois du huitième, ils ne sont guère plus marqués que dans le second : M. Tanchou les a observés chez des femmes dont les règles n'avaient manqué qu'une fois. Ce praticien les a également trouvés chez des femmes qui étaient sur le point d'accoucher, de sorte qu'il est permis de croire qu'ils durent autant que la grossesse, sans qu'on puisse dire précisément à quelle époque ils commencent.

ART. V. — *Des moyens d'en hâter et d'en faciliter l'apparition.*

Nous avons vu plus haut que la kyesteïne pouvait être précipitée par un assez grand nombre de réactifs, le sublimé, les acides forts, les solutions astringentes, etc... Mais elle ne l'est pas seule : l'albumine, le mucus et la plupart des matières organiques contenues dans l'urine sont entrainées avec elle, d'où résulterait dans beaucoup de cas l'impossibilité de la reconnaître. Ces moyens, qui pourraient être utiles si elle possédait une propriété essentielle qui nous permit de la discerner, seraient donc actuellement d'un faible secours. L'ébullition simple serait peut-être plus utile, car elle la précipite en une matière pulvérulente, tandis qu'elle coagule l'albumine et qu'elle transforme en grande partie le mucus en écume.

§ I⁰ʳ. — L'alcool et l'éther, sans précipiter toute celle que contient l'urine, en isolent cependant une quantité plus considérable que celle qui se sépare naturellement; par leur addition à la proportion de 4 grammes pour 30 à 40 grammes d'urine, on obtient un dépôt abondant, d'un blanc mat, possédant tous les caractères que nous avons reconnus à la kyesteïne. Mais l'urine ainsi traitée ne fournit plus aucun des autres signes inhérents à la présence de cette matière : elle devient limpide, et se conserve ainsi pendant dix, quinze jours et même plus, sans se décomposer. On sait en effet que ces liquides ont la propriété de retarder et même d'empêcher la putréfaction. Dans cette expérience, ils précipitent en raison de son insolubilité toute la kyesteïne qui se trouve en suspension dans l'urine, et une partie de celle qui y est dissoute, la partie restante ne

donne plus de signes puisque l'alcool et l'éther s'op-
posent au mouvement de décomposition qui l'eût
rendue manifeste en la séparant des autres corps.
Mais ils auraient encore l'inconvénient de précipiter d'autres matières, l'albumine, l'acide urique
(Thenard), les phosphates terreux (*id.*).

§ II. — La kyesteïne étant aussi insoluble dans
l'eau, on peut avoir recours à cette dernière : en l'a-
joutant à l'urine dans la proportion d'un quart ou de
moitié on obtient un liquide blanchâtre, louche,
opalin . ayant l'aspect d'une solution légère de lait,
il se forme un dépôt plus blanc et plus épais, une
pellicule plus blanche, plus épaisse et plus consistante, en un mot, tous les caractères deviennent
plus distincts, et ils se manifestent plus vite, tandis
que de son côté le liquide moins chargé et moins
épais se prête mieux à leur observation.

Par l'alcool et l'éther nous détruisions une partie des phénomènes en nous opposant à la décomposition; ici, au contraire, nous en facilitons le développement par l'addition de l'eau qui hâte cette
décomposition.

Mais l'urine ordinaire soumise à la même épreuve
présente quelques phénomènes qui pourraient induire en erreur; elle se décompose beaucoup plus
vite, les matières animales qu'elle contient (mucus, albumine) se séparent de ce liquide et montent
en partie à sa superficie, où elles forment une toile
grise, spongieuse, semblable à la toile d'araignée.

Les phénomènes que nous avons passés en revue

se développent *constamment*, isolés ou réunis, à partir du deuxième mois, dans l'urine des femmes enceintes, en bonne santé ;

Ils ne se développent *jamais* dans l'urine d'une personne qui est également en bonne santé, hors l'état de grossesse.

Par cela même que leur existence coïncide constamment avec l'état de santé de la femme grosse, il s'ensuit qu'ils sont en quelque sorte un produit régulier, normal, physiologique de la gestation, et que leur absence doit être considérée comme un cas insolite, anormal, comme une exception.

Toutes les fois donc que cette matière (sur la nature de laquelle je ne me prononce pas à dessein) qui est destinée à être rejetée par l'urine, cessera de se montrer dans ce liquide, malgré l'existence d'une grossesse de plus de deux mois, nous pourrons affirmer que les choses ne se passent pas dans leur ordre naturel. Cette expulsion de la kyesteïne par la voie urinaire est si bien dans la marche ordinaire de la nature, qu'elle a même lieu dans les grossesses extra-utérines. Il ne faudrait cependant pas conclure de là que l'urine d'une femme enceinte, qui est en bonne santé, doit toujours présenter les caractères tels que je les ai décrits dans le premier article. Le tempérament, l'époque de la gestation, les indispositions qui accompagnent presque toujours les grossesses les plus normales, le moment où l'urine a été recueillie, la température, et beaucoup d'autres circonstances sont capables, non de les annihiler complètement, mais de les modifier d'une manière plus ou moins marquée.

Lorsque l'urine contient beaucoup de kyesteïne, ils se manifestent tous dans leur degré le plus élevé : la couleur, les flocons, les pellicules, les différentes couches du sédiment. C'est ce qui a lieu généralement du troisième au sixième mois chez les femmes lymphatiques, chez celles dont le ventre est volumineux, surtout si l'urine a été recueillie longtemps après la digestion; — lorsqu'elle en contient peu, la couleur opaline des premiers jours et les flocons manquent entièrement, ou ils sont peu prononcés, la pellicule ne se développe que vers le troisième jour et prend presque aussitôt les caractères de celle qui peut se développer sur l'urine des malades. Le sédiment offre néanmoins deux couches distinctes, mais peu épaisses. C'est ce qui a lieu chez les femmes bilieuses, maigres; chez celles dont les digestions sont difficiles et dont le ventre est peu volumineux; dans l'urine recueillie pendant la digestion; dans celle qui provient des derniers mois de la grossesse.

Indépendamment de cela, la nature de ces caractères n'est pas la même à toutes les époques de la grossesse; par exemple, la pellicule qui se forme sur l'urine de la fin du premier et du second mois de grossesse, et même du troisième, est *ordinairement* irisée, mince, plus large que le verre dont elle dépasse les bords, fendillée en divers endroits; elle se développe dès le premier jour et n'est pas remplacée par d'autres. Dans l'urine des derniers mois de la grossesse, la couleur opaline est généralement moins prononcée; il se forme *habituellement* à sa surface une couche terne, grise ou légèrement brillante, composée comme je l'ai dit plus haut, de petits cristaux fusiformes ou acuminés; ou bien, si la véritable pellicule se développe avant le troisième jour, elle contient beaucoup de ces petits cristaux et elle prend bientôt les caractères des *cremors* ordinaires. Ces différences, dans les signes que fournit l'urine de la grossesse, porteraient à croire que cette fonction agit sur ce liquide d'une manière différente, suivant ses diverses périodes. Quoi qu'il en soit, le signe le plus certain, celui qui se montre constamment, c'est la pellicule composée de globules kyesteïques : je ne l'ai jamais vue manquer sur les urines conservées pendant trois ou quatre jours, à partir de la fin du second mois, jusqu'à l'accouchement.

CHAPITRE II.

DE L'URINE DES FEMMES ENCEINTES DANS L'ÉTAT
DE MALADIE.

Les maladies qui surviennent pendant le cours de la grossesse obscurcissent habituellement les signes fournis par l'urine, soit en détruisant les proportions ordinaires des éléments de ce liquide, soit en le chargeant de matières hétérogènes, peut-être même, comme le pense M. Golding-Bird, en s'opposant à l'absorption de la kyesteïne.

Les indispositions de nature nerveuse, résultat si fréquent des premières périodes de la gestation, font cependant exception. Dans ces affections, l'urine est en effet claire, limpide, aqueuse, dépouillée d'urée (Cruikshanks et Rollo, Berzelius); elle ne contient que les sels ordinaires (Berzelius). Or, cet état, loin de s'opposer à la manifestation de la kyesteïne, est plutôt propre à la favoriser.

§ 1er.—La pléthore, l'abus des excitants, les transpirations abondantes, les affections pyrétiques et tout ce qui est susceptible de dépouiller l'urine de ses parties aqueuses, et de l'animaliser davantage; les irritations gastriques, rénales, hépatiques et toutes les souffrances qui ont leur siège dans le tube digestif, les reins ou le foie, etc., rendent l'urine plus rare, plus chargée en sels, en urée, en couleur. Dans cet état, la couleur laiteuse de l'urine kyesteïque est masquée par une couleur jaune et par la consistance plus ou moins prononcée du liquide; la décomposition s'opère plus vite et parvient à un degré avancé, avant que les phénomènes de la kyesteïne aient suivi leur cours; les pellicules qui se forment sont moins blanches, et elles contiennent dès le début, des cristaux d'hydrochlorate d'ammoniaque, ou de phosphate ammoniaco-magnésien (Berzelius).

§ II. — Dans la grossesse compliquée d'hydropisie, de collections purulentes, de cystite, de tubercules ramollis, de scrofules, etc., des principes albumineux, purulents, graisseux, etc., sont introduits accidentellement dans l'urine, et en dénaturent également les caractères.

Les circonstances énumérées dans le § 1er sont fréquentes; mais il est rare qu'elles détruisent totalement les phénomènes dus à la présence de la kyesteïne. Avec de l'attention et de l'habitude on parvient encore à les distinguer. On peut d'ailleurs employer quelques moyens propres à les rendre plus apparents : l'ébullition, l'eau, l'alcool, l'éther. C'est alors surtout, qu'il importe de recueillir l'urine après le sommeil, à une distance éloignée du repas. Quant à celles du § 2, je n'ai pas eu l'occasion de les observer assez souvent pour en bien déterminer l'influence.

CHAPITRE III.

DES MALADIES DANS LESQUELLES L'URINE PRÉSENTE DES CARACTÈRES CAPABLES D'EN IMPOSER POUR CEUX DE LA GROSSESSE.

S'il est des cas dans lesquels le diagnostic soit important à connaître, c'est assurément lorsqu'il s'agit de décider si les symptômes qu'éprouve une femme sont le résultat d'une grossesse qu'il faut respecter, ou d'un état morbide qu'il est urgent de combattre. La décision du médecin réclame d'autant plus de réserve qu'elle place la femme dans l'alternative d'une expectation dangereuse où d'un avortement. Les signes fournis par l'urine lui seront alors d'un secours précieux ; si, dans quelques circonstances, ils ne sont pas suffisamment caractérisés pour ôter toute espèce de doute, ils offrent, dans la plupart des autres, un degré de certitude et de régularité qu'on ne trouverait pas dans les signes ordinaires.

Les auteurs du moyen-âge s'imaginaient que le sang des règles, retenu dans la matrice pendant la grossesse, devait en être expulsé par l'urine. Ils en concluaient que les signes fournis par ce liquide, étant dus à la présence de ce sang, manquaient lorsque la femme continuait d'être réglée, tandis que l'amenorrhée, les moles, les squirrhes, les tumeurs et toutes les maladies susceptibles de supprimer les règles, ou d'attirer dans la matrice un sang corrompu, en faisaient naître de semblables. Cette assertion, fruit d'idées préconçues à une époque où les médecins avaient l'habitude de faire parler la théorie avant les faits, est entièrement fausse. J'en ai vainement cherché la confirmation dans un grand nombre d'observations d'autant plus concluantes que beaucoup de femmes qui en font le sujet se croyaient enceintes, tandis que leur urine annonçait le contraire. Diagnostic confirmé plus tard.

§ Ier. — Les urines susceptibles d'induire en erreur sont celles qui contiennent une matière semblable à la kyesteïne, soit que, partie constituante de leur composition, sa proportion soit simplement augmentée, comme l'albumine et le mucus, soit qu'elle s'y trouve accidentellement introduite, telle que le pus, le lait, la graisse, etc.

A. — Mucus. — La quantité de mucus contenu naturellement dans l'urine est augmentée dans toutes les maladies pyrétiques, et dans celles, si nombreuses, qui s'accompagnent d'une supersécrétion des membranes muqueuses : c'est surtout dans la cystite qu'elle devient abondante. Les urines chargées de mucus sont ternes, d'un jaune sale, elles déposent un sédiment gris, gluant, semblable à un mucilage de graine de lin, qui se dissout dans un mélange de savon et d'ammoniaque, dans la potasse caustique, l'acide nitrique, l'acide acétique (Berzelius). Elles se décomposent plus vite que l'urine saine, et leur surface se couvre parfois d'une pellicule grise qui paraît formée au microscope de globules isolés, ternes, inégaux et plus volumineux que ceux de la kyesteïne, de débris filamenteux, de corps amorphes et de beaucoup de cristaux de phosphate ammoniaco-magnésien : l'ébullition y produit une mousse grise très-abondante. On ne confondra pas ces caractères avec ceux de la kyesteïne.

B. — Albumine. — L'urine contient naturellement une faible proportion d'albumine, ainsi qu'on peut s'en convaincre en versant une goutte de solution d'alun sur quelques gouttes d'urine [1]. Cette proportion n'est pas appréciable aux procédés généralement employés pour reconnaître les urines albumineuses, mais elle peut le devenir dans un grand nombre de maladies : dans l'arthrite-aigu, (Martin-Solon), la pleurésie, la peritonite, l'hydrothorax (Wels), la plupart des hydropisies (Fourcroy, Thomson, Nysten, etc...), le diabète, la salivation mercurielle (Chevalier), la pneumonie (Desir, Martin-Solon, etc...), la goutte [2], la plupart des

---

[1] M. Martin-Solon pense qu'elle n'en contient pas et que le coagulum produit par la solution alumineuse est dû à du mucus (de l'*albuminurie*, p. 6.) M. Rayer professe la même opinion (*Mal. des reins*, t. 1, p. 134-141).

[2] Scudamore, a treatese on the nature, and cure of gout and rhumatim. 1819, London.

exanthêmes fébriles (Martin-Solon, loc. cit. p. 330), l'adynamie (Berzelius), etc... d'après des expériences faites sur des animaux [1], l'abstinence prolongée, et même une nourriture grossière (Gregory), rendraient aussi l'urine albumineuse.

On aurait donc tort de regarder la présence accidentelle de cette matière comme caractéristique de la maladie granuleuse de Bright.

Habituellement les urines albumineuses ne diffèrent pas, à la vue, de l'urine ordinaire, ce qui suffirait pour les différencier des urines kyesteïques, dont les principaux phénomènes se développent spontanément et deviennent appréciables à l'œil nu. Les premières, traitées par l'ébullition, se prennent en masse et fournissent des débris coagulés semblables à du blanc d'œuf cuit, tandis que les secondes précipitent une matière pulvérulente blanche. Ces débris se présentent au microscope, sous forme d'un corps opaque, sans forme régulière; la matière kyesteïque, sous forme globuleuse.

§ II. — Parmi les matières étrangères à la composition de l'urine et susceptibles d'y être introduites accidentellement, le pus, le lait et la graisse [2] sont les seules capables d'en imposer.

A. — Les urines purulentes ont un aspect blanc ou verdâtre, une odeur forte particulière; le pus

---

[1] *Magendie* (*Gaz. des Hosp. civ. et mil.*, 30 janv. 1838).

[2] MM. Rayer et Donné pensent que l'urine contient naturellement un peu de graisse. J'ai lieu de croire qu'elle ne s'y trouve de manière à y être reconnue que dans des cas d'indisposition ou de maladie.

s'en sépare en grande partie par le repos et le refroidissement et donne lieu à un dépôt plus ou moins épais d'une matière puriforme. Il provient le plus souvent d'une affection de la vessie, des uretères, ou des reins ; mais il peut y être introduit, quoiqu'en dise Hippocrate, (*siquis sanguinem aut pus mingat, renum aut vesicæ exulceratio significatur. Hippoc.*, aphor. 75, 4° sect.), par la voie circulatoire, dans le cas de résorption [1], résorption qui s'opère d'une manière insensible dans tous les cas de collection purulente considérable. Examinées au microscope, elles contiennent des globules jaunes qu'on ne trouve pas dans les urines kyesteïques; elles ne se couvrent pas de pellicules analogues à celles que j'ai décrites; l'addition des acides y forme un précipité abondant dont l'éther sépare une matière fétide grasse.

B. — Les urines laiteuses seraient très fréquentes, s'il fallait en croire les observations répandues dans les auteurs. Mais il est évident qu'ils ont été trompés par l'aspect laiteux que présente ce liquide dans une multitude de circonstances différentes. Serait-il possible d'admettre, par exemple, que l'urine de l'homme puisse devenir laiteuse, dans l'acception rigoureuse de ce mot [2]? Je ne le pense pas, puis-

[1] On en trouve des exemples intéressants dans Amb. Paré, Thieullier *Cons. de méd.*, 1767. — Scultet, *Arsenal de la chir.*, 1675. — Dulaurens *Anat.* — Diemerbroeck, *id.* — Riolan, *Op. med.* — Hier. Cardanus, *Disputat.* — Quesnay, *Traité de la suppurat.*, 1770.

[2] Nic. Florentinus, *Ser.* 5, *tr.* 10, *cap.* 21. — Bauhin. — Dulaurens, *lib.* 1, *q.* 10. — Wurzer. — Cabal, *Annales de chimie*, t. LV, p. 64. — Petroz, *Journ. de chim. méd.*, fév. 1838.

qu'il n'y a pas chez lui d'organe propre à la lactation, ce qui ne veut pas dire, bien entendu, que
certains éléments du lait communs à d'autres com-
posés organiques ne puissent bien s'y trouver.

« L'existence d'urines véritablement laiteuses, dit M. Rayer,
qui a fait un examen approfondi de cette question, quoique généralement admise par les chimistes, les physiologistes et les pa-
thologistes, pour moi n'est demontrée par aucune expérience rigoureuse. » (*Malad. des reins*, t. 1, p. 166.)

Peut-être pourraient-elles le devenir chez les femmes lorsque la glande mammaire prend du développement et s'emplit de lait : à l'époque des règles,
comme cela s'observe assez fréquemment; pendant
la. grossesse; pendant la fièvre de lait; enfin, chez
les nourrices. Je l'ai examinée dans ces diverses
conditions et j'y ai trouvé quelquefois, à la vérité,
une matière animale qui rendait l'urine trouble,
et précipitait abondamment par les acides ; mais,
qu'elle fût ou nom le résultat du passage du lait
dans la circulation, elle ne m'a jamais offert les propriétés de la kyesteïne. Je puis rappeler, à ce
sujet, une observation intéressante que j'ai vérifiée
plusieurs fois : c'est que l'urine de plusieurs
femmes examinée immédiatement après l'accouchement et pendant la fièvre de lait, a perdu les caractères kyesteïques qu'elle m'avait offerts pendant
la grossesse.

C. — Ainsi qu'Hippocrate l'a signalé, l'urine des
malades se couvre assez souvent d'une couche d'apparence graisseuse samblable à la couche irisée que
présente parfois, dès les premiers instants, l'urine

des femmes gravides ; mais cette analogie est sans importance, puisque ce caractère est tout-à-fait secondaire. D'autres fois il s'y forme une pellicule crêmeuse (*cremor urinæ*) qui serait plus capable d'en imposer , mais elle diffère de celle de la grossesse en ce qu'elle contient dès le principe, une multitude de cristaux acuminés et prismatiques et qu'elle est plus particulièrement formée d'une matière grise spongieuse (microscope) ou de globules plus volumineux que les globules kyesteïques.

D. — Enfin, dans tous les cas où l'absorption s'exerce d'une manière exagérée ou morbide sur la trame des tissus, soit pour y puiser des éléments nutritifs qui manquent à l'entretien de la vie, comme dans l'abstinence prolongée, l'amaigrissement; soit pour débarrasser l'organisme de matériaux inutiles ou nuisibles comme dans la fièvre hectique, la phthisie, les scrofules [1], les vastes inflammations, etc..., des principes albumino-graisseux ou gélatineux sont rejetés par la voie urinaire. Dans ces cas, l'urine diffère de celle qui contient de la kyesteïne, en ce que son sédiment se dépose lentement, qu'il est terne, grisâtre ; que la pellicule qui se développe à la surface est également lente à se former, qu'elle est grise et qu'elle contient beaucoup de cristaux prismatiques rectangulaires.

La terminaison des maladies aiguës est quelquefois accompagnée d'un sédiment blanc, abondant, assez semblable à celui que fournit l'urine kyes-

---

[1] Lallouette, *Traité des scrofules*, 1782.

teïque, mais ce caractère est le seul qui leur soit commun [1].

En résumé l'urine des malades peut offrir des caractères qu'on pourrait confondre avec ceux de la kyesteïne, mais ils se présentent isolés, tandis que les autres sont liés entr'eux et suivent une marche régulière dans leur développement. En outre, l'urine des malades est généralement trouble et d'une couleur foncée, son aspect indique que la plupart des éléments qui la composent n'y sont plus dans des conditions normales. Tandis que celle des femmes enceintes, offre une consistance et une couleur uniforme, et, qu'à part la présence de la kyesteïne, elle ne diffère pas de l'urine la plus saine. Enfin, l'urine des malades [2] est plus dense, elle contient en général plus d'acide urique et d'urée que dans l'état de santé, tandis que, d'après les observations de M. Nauche et les miennes propres, celle de la grossesse en contiendrait moins. D'ailleurs, le diagnostic n'est pas uniquement subordonné, dans les cas difficiles, à l'examen de l'urine. Les renseignements fournis par la malade, et l'exploration attentive de ses organes, doivent également concourir à l'éclairer. Cette tâche devient d'autant plus facile que les maladies qui communiquent des caractères insidieux à l'urine, sont généralement accompagnées d'un appareil symptomatique, dont un examen sévère parvient presque toujours à dissiper l'obscurité.

---

[1] D'après M. Martin-Solon, ce sédiment est de nature albumineuse (*de l'albuminurie*, p. 330. Paris, 1838).

[2] Il faut en excepter cependant celle des diabétiques, et celle de la maladie de Bright.

CHAPITRE IV.

Après avoir établi l'existence de la kyesteïne dans l'urine, il nous reste à étudier son mode de développement : est-elle le résultat d'un travail particulier du rein? d'une altération des fonctions circulatoire ou digestive? d'une supersécrétion des canaux urinaires ? existe-t-elle toute formée dans le sang ? est-elle puisée dans les glandes mammaires de la femme, ou dans les liquides que contiennent les membranes du fœtus? Si les considérations que je vais présenter ne décident pas ces questions, j'espère qu'elles mettront sur la voie de leur solution.

A. — *La kyesteïne n'est pas le résultat d'un travail particulier du rein,* analogue, par exemple, à celui qui caractérise le diabète ; cet organe, comme tous les autres, reçoit bien sa part de l'influence que l'état de grossesse exerce sur l'économie ; ses fonctions peuvent être ralenties, exagérées ou troublées de tout autre manière ; mais ces dérangements ne sont ni constants, ni particuliers à la grossesse ; ils ne sont pas constants, puisque toutes les femmes n'en sont pas affectées, et que celles qui le sont ne le sont pas durant toute la grossesse ; ils ne sont pas particuliers à cette fonction, puisque une multitude d'influences diverses, indépendantes de la grossesse, en font naître de semblables. La kyesteïne, au contraire, se montre *constamment* durant les sept derniers mois de la grossesse, et dans l'urine de toutes les femmes enceintes en bonne santé, elle tient *spécialement* à l'existence de cette fonction.

B. — *Les troubles fonctionnels de l'appareil respiratoire* ne sont pas plus que ceux du rein propres à rendre compte de la formation de cette matière; ce sont, comme les premiers, des sympathies morbides, presque toujours nerveuses, qui n'ont rien de régulier ni de spécial; il faut bien, il est vrai, que la kyesteïne existe dans le sang [1], d'où elle est extraite avec les principes de l'urine, puisque le rein ne la fabrique pas lui-même; mais le sang n'est ici que le véhicule; il joue, par rapport à cette matière, le même rôle que pour les médicaments qui sont rejetés par l'urine.

C. — *La kyesteïne n'est pas le résultat d'une altération ou d'une modification quelconques de l'action digestive,* car elle n'existe pas dans l'urine, lorsqu'il n'y a pas grossesse, malgré l'existence d'altérations analogues; bien plus, c'est dans l'urine des femmes enceintes dont les fonctions digestives sont en bon état qu'elle est le plus manifeste.

[1] J'ai remarqué sur le sang de quelques femmes grosses une pellicule irisée; et l'on sait qu'il se couvre souvent d'une couenne. La présence de la kyestéine n'y entre-t-elle pour rien?

D. — Elle n'est pas le produit *d'une supersécré-tion des canaux et des réservoirs urinaires,* car cette supersécrétion est d'autant plus prononcée que la grossesse est plus avancée, et nous avons vu que la kyesteïne ne suivait pas cette gradation. D'ailleurs la matière muqueuse qui en résulte ne saurait être confondue avec la kyesteïne.

E. — Si l'on considère que l'époque à laquelle la kyesteïne paraît dans l'urine est également celle où les seins prennent du développement, et qu'elle possède plusieurs propriétés communes aux élé-ments du lait, on sera porté à supposer qu'elle *provient des glandes mammaires ;* plusieurs raisons, cependant, tendent à prouver le contraire; ainsi :

Les seins se gonflent souvent, bien qu'il n'y ait pas grossesse, à l'époque des règles particulière-ment; l'urine alors ne contient pas de kyesteïne. Elle n'en contient pas non plus pendant la fièvre de lait, ni pendant la lactation, à moins que la nourrice devienne enceinte. Si la kyesteïne prove-nait des seins, elle serait d'autant plus abondante que la grossesse serait plus avancée : le contraire a lieu.

Le lait ajouté à l'urine ordinaire donne lieu, il est vrai, au développement d'une pellicule qui a beaucoup d'analogie avec celle que produit la kyesteïne, mais ce caractère ne suffit pas pour éta-blir leur identité.

L'urine des femmes enceintes perd ses carac-tères de grossesse dès que la femme est accouchée,

F. — Nous arrivons ainsi, par voie d'exclusion, à la seule hypothèse qui me semble admissible, au passage de l'eau de l'amnios [1], ou d'une partie de ses éléments dans l'urine ; mais avant d'exposer les motifs de cette opinion, il est indispensable de lever quelques objections préjudicielles qu'on ne manquerait pas de lui opposer.

Quelques physiologistes pensent que les eaux de l'amnios restent en permanence dans la poche qui les contient, depuis le commencement de leur exhalation jusqu'à la rupture des membranes. On a dit, à l'appui de cette opinion, qu'elles conservaient, pendant tout le cours de la grossesse, chez les femmes soumises à un traitement mercuriel, la propriété de blanchir le cuivre ; mais cette observation, outre qu'elle n'est pas entourée d'une authenticité suffisante, n'est pas décisive, car il serait possible que le mercure, une fois introduit dans la cavité amniotique, ne put pas être repris par les absorbants, bien que le liquide amniotique lui-même conservât cette faculté.

Plusieurs raisons semblent établir, au contraire, que ces eaux sont incessamment renouvelées : notons d'abord que c'est l'opinion des physiologistes

---

[1] L'eau de l'amnios est trop peu abondante le second mois de la grossesse, pour qu'on puisse admettre que son passage dans l'urine devienne appréciable pendant les cinq ou six premières semaines. Cependant MM. Nauche et Tanchou ont observé des urines qui marquaient à cette époque : je pense qu'il faut moins l'attribuer, dans ce cas, à l'eau de l'amnios qu'aux autres liquides que contient alors l'utérus en plus grande quantité. On sait, en effet, que les lames de la caduque et celle du chorion sont séparées dans les premiers temps de la grossesse, par un liquide *qui disparaît* à proportion que l'eau de l'amnios est exhalée.

qui admettent que le liquide amniotique est moins abondant à la fin de la grossesse qu'au milieu ; qu'il est destiné à la nutrition du fœtus[1] ; qu'il reçoit l'urine de ce dernier[2] ; de ceux qui croient que ce liquide est introduit dans son appareil respiratoire, par des mouvements instinctifs (Béclard), ou qu'il respire par tous ses pores, comme les insectes aquatiques (Geoffroy-Saint-Hilaire). Théoriquement parlant ce fait découle des propositions suivantes :

1°. La membrane amnios est organisée ;

2°. Elle est analogue aux membranes séreuses ;

3°. Son exhalation est continue.

1°. Sans admettre avec Hoboken, Needham, Degraaf, Haller, Wrisberg, Sandifort et beaucoup d'autres, l'existence de vaisseaux sanguins dans l'amnios, il serait facile de démontrer l'organisation de cette membrane ; elle jouit en effet de toutes les propriétés des membranes de cette nature. C'est un fait dont il n'est pas besoin d'établir les preuves, puisqu'il n'a jamais été contesté ;

2°. L'amnios offre l'analogie de structure la plus exacte avec les autres membranes séreuses du corps. Il est inutile d'insister sur cette proposition qui est très-bien développée par M. Fred-Lobstein[3].

Admettre l'organisation, et partant la vascularité

---

[1] Kaaw, Diemerbroeck, Hoboken, Vieussens, Buffon, Levret, Lamotte, Vos, Brugmans, Vanden-Bosch, Osiander, Harvey, Haller, Trew, Lobstein, Oken, Béclard, etc.

[2] Billard, madame Boivin, Dugès (*Dictionn. de méd. et de chirurg. prat.*, t. VIII, p. 302.)

[3] *Essai sur la nutrition du fœtus.* Strasbourg, an X, p. 20.

de l'amnios, et son analogie avec les membranes séreuses, c'est reconnaître implicitement qu'elle est le siége d'un travail réciproque d'exhalation et de résorbtion, car ce travail est inséparable de l'organisation vasculaire, et il est commun à toutes les séreuses. Bien plus, il est inséparable de toute organisation physiologique, car il n'y a pas, dans notre corps, un seul point qui ne soit soumis à un travail continu de composition et de décomposition;

3° De quelque manière que se fasse l'exhalation amniotique, il faut bien admettre qu'elle provient des artères, plus ou moins directement, puisque ces vaisseaux portent le sang dans l'utérus, dans le placenta et dans le fœtus. Or, l'action des artères est incessante; chaque ondée de sang apporte donc de nouveaux matériaux à l'eau de l'amnios. Faut-il conclure de là que l'exhalation est continue, comme l'est par exemple la sécrétion du rein? C'est probable, c'est même certain si on en juge par quelques expériences; ainsi:

En injectant un liquide, soit par les artères ombilicates, soit par les vaisseaux utérins, l'injection parvient également dans la cavité de l'amnios (Chaussier).

L'eau injectée par les vaisseaux du placenta transude par la surface lisse de cet organe [1].

J.-F. Herodius nourrit pendant quelques jours une chienne pleine, avec des aliments cuits avec du

---

[1] Monro, *Med. ess. and obs. of soc. of Edimb.*, t. 11, p. 137.

safran ; il l'ouvrit et trouva les eaux teintes en jaune de safran.

D'après Haller, les eaux s'imprégnent de l'odeur, de la couleur et de la nature même des substances médicamenteuses ou nutritives qu'on fait prendre à la femme. (Velpeau, *Traité élémentaire de l'art des accouchements.*)

Admettre l'exhalation continue de l'eau de l'amnios, c'est admettre forcément un travail également continu de résorption, travail sans lequel cette eau acquerrait en peu de temps d'énormes proportions. La sécrétion urinaire peut nous servir encore ici de terme de comparaison. C'est le dérangement de l'une ou de l'autre de ces fonctions, qui fait que certaines femmes ont une faible quantité de liquide amniotique, tandis que d'autres en ont trop [1] (Hydramnios).

Ce qui prouve encore que l'eau de l'amnios est soumise à ce travail réciproque d'exhalation et de résorption, c'est qu'il n'est pas rare de rencontrer des femmes dont le ventre s'affaisse et se distend alternativement : la saignée produit quelquefois le premier et le bain le second de ces effets. Une femme se présenta en 1839 au dispensaire Sainte-Geneviève, avec quelques symptômes de grossesse; mais le ventre était à peine plus volumineux que dans l'état habituel : aussi la femme ne se croyait-elle pas enceinte. M. Tanchou pratiqua le toucher et annonça une grossesse de quatre mois et demi à

[1] Recueil périodique publié par la Société de Médecine de Paris, nov. 1812.

cinq mois; il prescrivit un bain de deux heures :
la femme revint le surlendemain avec un ventre
volumineux, comme il l'est d'ordinaire à cette période. Ce développement s'était fait pendant et peu
de temps après le bain. Nous nous assurâmes qu'il
était dû à une exhalation abondante et rapide de
liquide amniotique.

Ce point admis, voyons par quelle voie l'eau de
l'amnios est transportée dans les urines. Il est rationnel de penser que les vaisseaux résorbants accompagnent les exhalants, que par conséquent,
l'absorption s'opère là où se fait l'exhalation. Or,
celle-ci se fait à la surface lisse du placenta [1], si-
non à toute celle de la membrane amnios [2]. Le liquide résorbé est donc pris par les vaisseaux
utérins, à travers les enveloppes du fœtus, transporté dans le système veineux de la mère qui le
transmet aux reins, par l'intermédiaire du système artériel. Cette voie est assurément la plus
naturelle, puisque c'est par le rein que sont ex-
pulsées les matières nuisibles ou inutiles à l'économie. Je ne parlerai pas de deux autres voies que
ce liquide peut suivre pour parvenir à l'urine,
savoir : par imbibition des parois utéro-vésicales,
et par absorption des parties superflues à la
nutrition du fœtus.

Si l'on considère maintenant que l'eau de l'amnios tient en solution une très- forte proportion
d'une matière que quelques chimistes regardent

[1] Schel, Vanden-Bosch.
[2] Haller,

comme de l'albumine dégénérée, on ne sera pas surpris que cette matière, introduite dans l'urine, n'y trouvant plus ses premières conditions de solubilité, s'en sépare et lui communique des caractères particuliers.

En résumé, les raisons que je viens d'exposer me paraissent propres à démontrer à priori, que le passage de l'eau de l'amnios dans l'urine est possible, qu'il est même probable; mais il ne serait point rationnel d'asseoir sur elles une opinion définitive. Il en est une dont je n'ai pas encore parlé et qui me paraît plus décisive, c'est que la matière animale (qu'elle soit ou non albumineuse) que contient l'eau de l'amnios, offre les plus grandes analogies avec celle que j'ai signalée dans l'urine de la grossesse sous le nom de kyesteïne. C'est cette matière caséiforme que Vauquelin et Buniva regardent comme une matière particulière. Ce fait me paraît ressortir des expériences que j'ai faites pour éclairer ce sujet. L'eau qui m'a servi a toujours été recueillie par moi-même sur des femmes en travail, dans des cas où la poche des eaux venait faire saillie entre les lèvres de la vulve; je perçais les membranes, après avoir placé un vase devant, de manière à recevoir le liquide dans toute sa pureté.

A. — L'eau de l'amnios, à sa sortie des membranes sur une femme en travail, se présente sous l'aspect d'un liquide onctueux un peu louche, d'un jaune citrin, d'une odeur *nauséabonde*, tenant en suspension quelques débris blancs d'albumine coagulée; placée dans un verre à champagne, des *flocons blancs* semblables à du duvet ne tardent pas à s'en séparer; par le repos et le refroidissement ils se déposent au fond du verre et forment un *sédiment* semblable à celui que j'ai décrit dans l'urine des femmes enceintes, à cela près qu'il est d'une blancheur moins éclatante. Au bout de douze à dix-huit heures, une couche grise, mucilagineuse, gluante, se développe à sa surface; examinée au microscope, cette eau contient beaucoup de globules sphériques, transparents, et il est facile de se convaincre que le dépôt est dû à l'agglomération de ces petits corps. Dès le lendemain, le liquide prend une teinte sombre, il acquiert une odeur nauséabonde très-prononcée; les jours suivants il devient verdâtre, s'épaissit de plus en plus, et la couche mucilagineuse qui était à sa surface est remplacée par une pellicule blanche, unie, qui se détruit à son tour, et dont les débris vont se déposer en couche blanche sur le premier dépôt.

B. — Par l'addition de deux tiers d'eau, le liquide amniotique acquiert une teinte opaline, et il donne lieu à un sédiment peu abondant, mais plus blanc que lorsqu'il est seul, et formé de la même manière (microscope).

C. — Mêlée avec quatre cinquièmes de mon urine, on obtient un liquide d'un jaune safrané, trouble, qui donne lieu, au bout de quelques heures,

à un dépôt blanc, abondant, en partie suspendu. Il
contient, comme les précédents, de petits corps
globuleux, cristallins, qui se réunissent en arborisations : la goutte déposée sur le porte-objet donne
lieu, au bout de quelques instants, à de petits
cristaux allongés, réunis en croix, exactement
semblables à ceux que j'ai décrits, page 25 [1]. Vers
le deuxième jour, il se forme à la surface une pellicule mince, blanchâtre qui se détruit au bout de
dix-huit à vingt-quatre heures; ses débris, en se
précipitant, vont se superposer au premier dépôt,
sur lequel ils tranchent par leur blancheur. Elle
est remplacée par une autre contenant des cristaux
volumineux, semblables à ceux qu'on rencontre
dans l'urine ordinaire, et, chose remarquable, cette
urine placée à côté de l'urine d'une femme enceinte de cinq mois et recueillie depuis trois jours,
lui est tellement semblable, qu'il m'a été impossible de les distinguer l'une de l'autre, n'ayant pas
eu le soin d'étiqueter les verres.

D. — Enfin cette eau, exposée à la chaleur, ne se
prend pas en masse comme les liquides albumineux [2] ; mais elle se trouble, devient laiteuse, et par
le refroidissement, il s'en précipite une matière
pulvérulente, blanche, qui, au microscope, paraît
formée de globules absolument analogues à ceux

---

[1] Ce sont des cristaux d'acide urique ou d'urate d'ammoniaque.

[2] Ce fait est connu depuis long-temps : « Les eaux de l'amnios, dit
« Mauriceau, s'évaporent sur le feu sans acquérir une consistance épaisse,
« comme la sérosité qui se coagule. » (*Traité des maladies des femmes.*)
Velpeau, loc, cit.. p. 251,

que contiennent les flocons, les sédiments et les pellicules de l'urine des femmes grosses.

E. — Enfin cette matière caséiforme, formée au microscope de globules analogues à ceux de la kyesteïne, se comporte de la même manière aux réactifs. Nous pouvons rappeler actuellement quelques faits énoncés plus haut dont nous n'avions pu d'abord comprendre la raison, et que le passage de l'eau de l'amnios dans l'urine explique très-bien :

L'urine commence à marquer à l'époque où le liquide amniotique est assez abondant pour qu'il soit permis de supposer que son passage dans l'urine devienne appréciable.

Ses caractères kyesteïques sont moins prononcés à la fin de la grossesse, époque à laquelle l'eau de l'amnios est moins abondante [1], ou moins chargée de matière animale [2].

Ils disparaissent subitement lors de l'évacuation des eaux de l'amnios (accouchement).

Ils sont plus prononcés chez les femmes qui portent une plus grande quantité d'eaux (telles sont celles qui ont le ventre volumineux, celles qui sont d'un tempéramment lymphatique).

Ils sont plus prononcés dans l'urine du matin (urine du sang), urine dont la composition in-

---

[1] Cazeaux, *Traité théorique et pratique de l'art des accouchements.* Paris, 1840. — Ollivier, *Dictionn. de méd.*, t. xv, p. 296. — Mme Boivin, *Manuel des accouchements.*

[2] Harvey, Lacourvée, Osiander, M. Raspail, Nysten.

dique évidemment un travail d'absorption plus actif, que dans celle qui est recueillie pendant la digestion (urine de la boisson); ils disparaissent même quelquefois dans cette dernière.

CHAPITRE V.

Jusqu'ici je me suis contenté de décrire ce que j'ai vu ; mais dans une matière si controversée, mon témoignage seul laisserait, sans doute , le lecteur dans l'incertitude. J'invoquerai donc celui des médecins qui se sont occupés du même sujet. Je terminerai par quelques observations qui donneront une idée des services que peut rendre l'examen de l'urine dans le diagnostic de la grossesse. Enfin, pour lever tout sujet de doute, je dois examiner les opinions contraires à celles que j'ai émises dans ce mémoire ; les faits qui leur servent de base ne contredisent pas positivement ceux que j'ai exposés , mais ils formeraient peut-être une objection sérieuse dans l'esprit de ceux qui n'ont pas saisi la question sous son véritable point de vue.

Avicenne est, si je ne me trompe, le premier qui ait parlé des signes uroscopiques de la grossesse ; il ne dit pas s'ils se rencontrent dans d'autres circonstances. Mais tous ceux qui en ont parlé après lui affirment qu'il en est ainsi, plutôt par théorie que par expérience. Il résulte, en effet, des recherches bibliographiques que j'ai faites, qu'Avicenne a été copié presque littéralement par ceux qui l'ont suivi, et que les seules additions faites à son texte consistent dans des explications puisées dans la théorie humorale de ces temps-là. Du reste, point d'observations pratiques. Ce qu'ils en ont dit serait d'ailleurs plus favorable que contraire à notre thèse : quels sont en effet, pour eux, les signes de grossesse fournis par l'urine ?

1°. La couleur opaline, qui n'existe pas dans les urines qui contiennent peu de kyesteïne, et qui, par contre, est très-prononcée dans celles qui contiennent beaucoup d'albumine, de pus, de phosphate de chaux, etc.;

2°. Les flocons semblables à du coton répandus dans l'urine, qui n'existent également que dans les urines très-chargées de kyesteïne, et qu'on retrouve dans les cas que je viens de citer ;

3°. La nuée irisée qui se développe à la surface de l'urine dans quelques maladies [1];

Je reconnais avec eux que ces signes sont communs à divers états morbides indépendants de la grossesse, mais ceci ne détruit pas leur valeur dans l'état de santé. Nous avons, d'ailleurs, pour reconnaître les matières susceptibles de leur communiquer cette analogie qui n'est qu'apparente, des moyens d'investigation que ne possédaient pas les anciens : le microscope, les réactifs. Nous connaissons des signes plus positifs qu'ils ignoraient.

Passons à des opinions plus récentes :

« Suivant M. Nauche, dit M. Rayer [2], si on laisse reposer l'urine d'une femme grosse trente ou quarante heures, elle dépose

---

[1] La pellicule kyeïstéique prend bien parfois une teinte irisée, mais elle a d'autres caractères.

[2] *Traité des maladies des reins et des altérations de la sécrétion urinaire.* Paris, 1839, t. 1, p. 162.

« une matière blanche, floconneuse, pulvérulente, ou grume-
« leuse, qui est du *caseum*, ou la même substance qui se forme
« dans les seins pendant la grossesse. `

« J'ai examiné un assez grand nombre d'urines de femmes
« grosses pour pouvoir assurer que, si elles contiennent quelque-
« fois du caséum, ce fait doit être fort rare, et qu'aujourd'hui
« un tel fait doit être appuyé d'expériences rigoureuses. Quant à
« l'albumine, c'est une autre question. La grossesse est une cause
« assez fréquente de maladies des voies urinaires, à la suite des-
« quelles l'albumine est déposée daus l'urine. »

Je ferai remarquer d'abord que M. Nauche a
abandonné depuis long-temps l'idée qu'il avait
émise dès le principe sur la nature de la substance
contenue dans l'urine de la grossesse. Il ne tarda
pas à reconnaître que si elle avait l'apparence du
caséum, elle n'en avait point les propriétés. L'opinion de M. Rayer, qui est d'un si grand poids en
cette matière, confirme donc ce que nous savions
déjà : que cette substance n'est pas du caséum ;
mais elle n'infirme pas l'existence de la kyesteïne.

Dans un livre plus récent nous trouvons également une opinion qui paraît, au premier abord,
contredire nos assertions :

« M. Nauche, dit l'auteur [1], a pensé découvrir dans l'urine un
« nouveau signe de la grossesse, dû à la présence d'une matière
« particulière que ce médecin a nommée *kyesteïne*, et qui vient
« former à la surface de l'urine une espèce de croûte.

« Sans prétendre nier cette découverte et ces résultats, je suis
« très-peu porté à les admettre ; je n'ai jamais observé ces effets
« chez les trois femmes que je cite [2], et de plus chez un certain

---

[1] *Séméiotique des urines*, ou *Traité des altérations de l'urine dans les maladies*, par Alfred Becquerel. Paris, 1841, p. 395.

[2] Les observations de MM. Rayer et Becquerel ont été prises dans les hôpitaux ; or, comme les femmes grosses qui en font le sujet étaient pro-

« nombre d'autres femmes examinées peu de temps avant l'accou-
« chement et à une époque où ces caractères auraient dû avoir
« leur maximum [1], je n'ai jamais rien trouvé de semblable; il exis-
« tait souvent du mucus de quantité et de nature fort varia-
« bles, et imprimant par conséquent à l'urine des caractères assez
« divers. Je ne suis pas éloigné de penser que c'est à la présence de
« ce mucus, et à son influence sur la décomposition plus facile
« de l'urine, qu'on a dû d'observer des signes particuliers. »

De ce que M. Becquerel n'a pas trouvé de matière particulière dans les trois analyses qu'il a
faites, serait-on en droit de conclure qu'elles n'en
contenaient pas? N'a-t-il pas pu la confondre *avec
l'albumine* qu'il dit avoir constaté dans les deux
dernières, et avec cette matière *animale indéterminée*, qui fournit presque toujours ce liquide? Il
nous sera bien permis de supposer, sans faire in-
jure à ses connaissances chimiques, dont son livre
fournit d'ailleurs assez de preuves, que la kyesteïne
a pu échapper à ses investigations. Dans tous les
cas, il ne nous dit pas à quels procédés il a soumis
ces urines, ni s'il les a conservées le temps nécessaire pour que les phénomènes que nous avons
décrits aient pu s'y développer, et s'il était possible de tirer quelque conclusion d'un si petit
nombre d'observations, nous ferions voir que celles
qu'il cite sont plus propres à soutenir notre opinion
que la sienne; il nous suffirait pour cela de com-

bablement malades, les phénomènes de l'urine n'ont pas dû s'y développ-
per d'une manière normale. Cette circonstance a pu les induire en erreur.

[1] J'ai dit, au contraire, qu'à cette époque ces signes perdaient habituellement de leur intensité.

parer les deux dernières (la première fait exception, car elle a trait à une femme ictérique dont les urines étaient fortement colorées par la bile), à celles de deux femmes récemment accouchées :

1°. Femme enceinte :
Urines *très-claires troublées par un mucus abondant : albumine en notable quantité.* Acides :
Densité........ 1010,500

1°. Urines d'une femme accouchée de la veille :
Couleur *rouge foncée : sédiment spontané d'acide urique*[1]; nuage mucoso-sanguinolent, un peu d'albumine en dissolution :
Densité........ 1012,600

2°. Femme enceinte de 6 mois :
Urines *anémiques, pâles :*
Densité........ 1011,760

2°. Urines d'une femme accouchée depuis 48 heures :
Fortement rougeâtres, nuage mucoso-sanguinolent ; albumine en quantité notable par la chaleur :
Densité........ 1018,060

Les opinions des auteurs que je viens de citer ne portent donc nulle atteinte à celles que j'ai émises ; les faits qui leur servent de base sont trop peu nombreux, ou trop incomplets ; et rien ne prouve que les urines dont on a fait l'analyse, abandonnées à elles-mêmes, n'eussent pas donné lieu aux phénomènes que j'ai décrits. Mais, en supposant même qu'il en fut ainsi, la seule conclusion qu'on en puisse tirer c'est que ces phénomènes peuvent manquer dans des circonstances que j'ai cherché moi-même à déterminer, et que les faits dont on s'appuie sont exceptionnels. Que deviennent, en effet, quelques faits isolés, en comparaison de la quantité

---

[1] Circonstance qu'on rencontre rarement chez les femmes enceintes.

d'observations régulières et complètes qu'on peut leur opposer?

M. Nauche a examiné une quantité d'urines de femmes enceintes que je puis, sans exagération, porter à plusieurs centaines : elles lui ont constamment offert les caractères kyesteïques du deuxième (inclusivement) au huitième mois de la grossesse. Ses observations datent de dix ans.

M. Tanchou a commencé ses observations en 1838 : l'urine des femmes enceintes lui a également toujours fourni les caractères particuliers depuis le deuxième mois jusqu'à l'accouchement; ils n'ont jamais manqué ni au milieu, ni à la fin de la grossesse, quelquefois ils se sont développés vers la sixième semaine, et même le premier mois, enfin, résultat analogue à celui que j'avais obtenu moi-même, il a remarqué que l'urine de plusieurs femmes qui marquait très bien pendant la grossesse avait immédiatement changé de caractère après l'accouchement.

Il a lu sur ce sujet une notice à la Société de médecine des départements, et plusieurs membres de cette Société sont venus confirmer l'exactitude de cette communication [1].

M. Golding-Bird a recueilli l'urine de trente femmes enceintes, sur trois seulement les caractères ne se sont pas manifestés, mais il fait observer que les trois femmes dont elle provenait étaient en proie à

[1] Cette notice a été ou sera insérée incessamment dans la *Revue médicale*

une maladie fébrile qui avait, sans doute, inter-
rompu le mouvement de résorption.

Les observations qui me sont propres sont entièrement conformes à celles de ces médecins; elles
ont été commencées en 1838. Depuis cette époque,
je n'ai pas cessé de les vérifier tant au dispensaire
Sainte-Genevièvre, où l'affluence des maladies de
l'uterus m'a fourni de nombreux examens compa-
ratifs, que dans ma pratique particulière.

De cette somme considérable de faits résulte un
point capital qui est désormais acquis à la science,
c'est que l'urine des femmes enceintes présente *dans
l'état de santé* des signes qu'elle n'a pas en l'absence
de la gestation; ces signes peuvent-ils manquer?
l'urine de certains malades peut-elle les simuler?
ce sont là d'autres questions que je n'ai résolues
qu'avec réserve, mais leur solution affirmative ne
détruirait pas le fait principal. Est-il, en effet, dans
la séméiotique, un signe qui ne soit pas sujet à
manquer? en est-il un seul qui ne soit pas exposé
à être confondu avec d'autres? Les battements du
cœur du fœtus eux-mêmes ne sont pas à l'abri de
certaines circonstances susceptibles d'en dénaturer
la perception. La maladie de brigth n'est pas la
seule qui produise des urines albumineuses, ni le
diabète des urines sucrées. La valeur de ces signes
est-elle détruite pour cela? non sans doute, et il
n'est venu à l'esprit d'aucun médecin de les rejeter.
Disons, en terminant, que les observateurs qui se
sont prononcés négativement ont suivi une fausse
voie; ils se sont trop préocupés des caractères plus

ou moins analogues que l'urine peut acquérir hors l'état de grossesse. Il fallait d'abord constater si l'urine des femmes grosses présente des signes qu'elle n'a pas dans l'état de santé, sauf à les comparer ensuite à ceux qu'elle a dans d'autres circonstances. C'est ce qu'ils n'ont pas fait.

RÉSUMÉ.

§ Ier.

L'urine des femmes enceintes présente, en bonne santé, des caractères qu'elle n'a pas hors l'état de grossesse :

1° A sa sortie, elle est un peu louche, laiteuse, d'une odeur fade ;

2e. Abandonnée à elle-même, au contact de l'air, il s'y développe, pendant les premières heures, des flocons blancs qui se précipitent et forment un dépôt blanc, épais, caséiforme ;

3°. Du premier au troisième jour, l'aspect laiteux qui lui est propre devient plus prononcé. Une pellicule pseudomenbraneuse blanche, mate, unie, se montre à sa surface, se détruit spontanément au bout de 24, 36 ou 48 heures, et ses débris gagnent le fond du vase où ils forment un nouveau sédiment également caséiforme. Cette première pellicule est remplacée, à proportion qu'elle disparaît, par une seconde moins blanche, granulée, parsemée de points brillants ;

4°. Habituellement ces caractères persistent pendant six, huit, dix jours et plus ; il reste même sur les parois et au fond du vase, après l'entière évaporation de l'urine, une matière blanchâtre assez abondante, mais, en général, ils se confondent, à partir du huitième ou dixième jour, avec ceux que la putréfaction engendre dans l'urine ordinaire ;

5°. Ils sont le résultat d'une matière particulière qui se trouve en partie suspendue, en partie dissoute dans l'urine, et qui s'en sépare, dans le premier cas, par le repos et le refroidissement; dans le second, par un commencement de décomposition. Cette matière est la kyesteïne ;

6°. La kyesteïne est de nature organique, elle n'a pas les propriétés du mucus, ni celles du pus, du caséum, de l'albumine pure, de la graisse, de la crême;

7°. Examinée au microscope, elle paraît uniquement formée de petits globules sphéroïdes, transparents, d'un éclat cristallin, qui, immobiles et réunis en couche dans le principe, acquièrent par l'effet de la décomposition un mouvement manifeste ;

8°. La kyestéïne offre beaucoup d'analogie, dans ses propriétés physiques et chimiques, avec la matière caseïforme que l'eau de l'amnios contient en si grande quantité ;

9°. On peut faciliter et hâter sa séparation par l'addition de l'eau, de l'alcool, de l'éther, par l'ébullition ;

10°. La kyesteïne se montre dans l'urine depuis le second mois de la grossesse jusqu'à l'accouchement ;

Dans la grossesse normale comme dans la grossesse extra-utérine [1] ;

[1] V. à ce sujet une observation de M. Nauche, p. 71.

Elle est plus abondante au milieu qu'au commencement et à la fin de cette fonction ;

Dans l'urine recueillie long-temps après la digestion ;

Dans celle des femmes lymphatiques ;

Dans celle des femmes qui ont le ventre volumineux ;

11. Indépendamment des caractères dus à la présence de la kycsteïne, l'urine des femmes enceintes paraît contenir moins d'acide urique que l'urine ordinaire ; elle est moins dense ; elle donne lieu quelquefois à une pellicule irisée ; d'autres fois elle se couvre d'une couche uniquement formée de petits cristaux dont la forme varie.

§ II.

12°. Les affections nerveuses facilitent le développement des signes kyesteïques ;

13°. Celles qui chargent l'urine d'une plus grande quantité de mucus, d'albumine ou de matière colorante (maladies pyrétiques, hépatiques ; cystite ; maladie de brigth, diabète, etc.) ; les obscurcissent, les dénaturent, peuvent même les masquer entièrement ;

14. Il en est de même de celles qui introduisent dans ce liquide du pus, des principes albumino-graisseux, du sang, etc. (maladies organiques des reins, de la vessie ; collections purulentes, fièvre hectique, etc.) ;

15. Dans ces cas, le miscroscope ne suffit pas toujours pour lever le doute, mais il est, plus que

tout autre moyen, capable de faire soupçonner l'existence de la grossesse.

§ III.

16. Plusieurs maladies donnent à l'urine des caractères capables d'en imposer pour ceux de la grossesse : 1° en augmentant la proportion de certaines matières que ce liquide contient naturellement ; 2° en y introduisant des matières hétérogènes ;

17. On distingue ces matières de la kyesteïne par les caractères qu'elles offrent à l'œil nu, par leurs propriétés chimiques, par l'examen microscopique.

18. La kyesteïne n'est pas le résultat des troubles fonctionnels que l'état de grossesse fait naître dans les divers organes...

19. Ni celui du passage du lait dans les urines.

20. Plusieurs motifs portent à croire qu'elle est puisée par l'appareil absorbant dans les liquides de l'œuf ; qu'elle est identique à la matière *caseiforme* de l'eau de l'amnios.

OBSERVATIONS.

Les observations qui suivent offrent un grand intérêt par les circonstances qui les ont accompagnées. Dans toutes , en effet, l'urine a fait reconnaître un état de grossesse qui, sans elle, fut resté ignoré jusqu'à une époque avancée, et qu'on eut traité pour une maladie, ou une maladie qu'on eut pris pour une grossesse. Elles ont été choisies parmi un grand nombre d'autres qu'il est inutile de rapporter :

Ire observation.

Madame la comtesse de B.,...... avait eu un enfant ; elle était sujette à des douleurs de tête et à des dérangements d'estomac ; la menstruation était irrégulière ; deux fausses-couches successives de deux mois (traitées par M. Deneux) avaient eu lieu à la suite de quelques imprudences, la grossesse étant ignorée. En janvier 1837 il survint un dérangement des règles. Je fis garder l'urine, et j'y reconnus, au bout de quelques jours, les signes de la grossesse, mais on n'y crut pas, et de nouvelles imprudences furent suivies d'une perte de sang ; je fis garder de nouveau de l'urine dont les caractères annonçaient encore la grossesse ; je prescrivis le repos, malgré les représentations de la dame et de sa famille qui craignaient que sa santé en souffrît. Deux mois après M. Baudelocque, appelé pour se prononcer sur 'existence de la gestation, resta dans le doute. Mais elle devint bientôt évidente, et l'accouchement eut lieu ; il fut fait par M. Baudelocque, le 23 novembre 1837.

(Communiquée par M. Nauche.)

2° observation.

M. Maccartan me fit appeler (avril 1837) pour une dame de 42 ans, sans enfants, quoique mariée depuis long-temps ; les règles étaient irrégulières, je ne trouvai autre chose qu'un accroissement du volume du corps de l'uterus. M. Maccartan croyait à une maladie de matrice ; je fis garder l'urine et j'y reconnus la présence de la kyesteïne; j'affirmai une grossesse d'environ trois mois. En effet, à la grande surprise de mon confrère, la grossesse devint évidente et se termina heureusement. M. Maccartan amena plus tard l'enfant à mes vaccinations et me rappela les circonstances de notre indécision.　　　　　　　　　　　　　*(Idem.)*

3° observation.

Je fus appelé en consultation par M. Mondat, au mois de juin 1837, pour une dame qui avait cru long-temps être enceinte, mais le col était dans son état naturel — ventre très-volumineux — j'examinai l'urine, elle présenta la kyesteïne ; je me prononçai pour une grossesse extra-utérine. Beaucoup de médecins partagèrent mon avis, d'autres le rejetèrent. Cette dame mourut et on trouva une grossesse extra-utérine.　　　　　　　　　　　　　*(Idem.)*

4° observation.

Madame D'h...., rue Fromenteau, n° 15, 28 ans, deux enfants, le dernier âgé de 2 ans ; suppression subite de règles, par suite d'émotion vive, il y a quatre mois ; elles n'ont pas reparu depuis. Nuls des symptômes éprouvés dans ses autres grossesses; est-ce une amenorrhée par spasme nerveux, ou une grossesse ? L'urine a annoncé la grossesse, diagnostic confirmé plus tard.　　　　　　　　　　　　　*(Idem.)*

5° observation.

Madame L......, rue Montorgueil, n° 37, était enceinte de trois mois ; des raisons assez concluantes éloignaient l'idée de grossesse. L'urine examinée le 28 mai 1837, confirma la grossesse : l'accouchement eut lieu à terme.

　　　　　　　　　　　　　(Idem.)

6ᵉ observation.

Madame B......, 42 ans, nerveuse; depuis douze ans affection de l'utérus, pour laquelle M. Fournier Deschamps
a fait des cautérisations et pour laquelle j'ai fait prendre
divers médicaments, entr'autres l'antimoine; pas d'enfants
depuis douze ans; retard d'environ deux mois; l'urine est
recueillie le 28 septembre 1837; le 30 septembre elle présenta une légère couche blanche à la surface, parsemées de
petites portions plus épaisses; pas de dépôt; j'annonce une
grossesse de deux mois; contre l'opinion de MM. Fournier
Deschamps et Guillemot qui ne croyaient pas à la possibilité de la grossesse. Cette dame a été accouchée par M. Guillemot, d'un enfant à terme, bien portant.

(Idem.)

7ᵉ observation.

Madame C......, rue de la Grande-Truanderie, 13, 40 ans,
se présente le 9 octobre 1837; elle a eu quatre enfants, le
dernier il y a près de trois ans; retard de trois mois; bouf-
fées de chaleur, frissons. Est-ce la cessation naturelle des
règles ou une grossesse ? L'examen de l'urine annonce une
grossesse; la dame revint le 19 novembre, elle sentait remuer
son enfant.   *(Idem.)*

8ᵉ observation.

Madame V......, constitution faible, menstruation irrégulière, gastrite chronique, teinte jaune de la face, suite
d'une jaunisse-amenorrhée depuis deux mois; l'urine est
un peu louche, acide; le 17 octobre (troisième jour), légère pellicule blanche à la surface de l'urine; j'annon-
çai une grossesse de deux mois à deux mois et demi.
Le diagnostic s'est confirmé.

(Idem.)

9ᵉ observation.

Madame de L......, deux enfants; réglée pendant une partie de ses grossesses ; au mois de mars 1836, douleurs de
tête, envies de vomir, retard de quelques jours dans la men-

struation ; cette dame se crut enceinte de plusieurs mois ; je ne trouvai aucune trace de kyestéïne dans l'urine, et je prononçai qu'elle ne l'était pas ; en effet les règles reprirent leur cours naturel au bout de quelques jours. En octobre 1837, mêmes symptômes et même croyance démentie par le même examen.   (*Idem.*)

10ᵉ observation.

Madame la baronne de N......, 40 ans, éprouvait divers symptômes qui lui faisaient croire qu'elle était enceinte ; les résultats négatifs que j'obtins sur son urine, lui ôtèrent cet espoir, à son grand regret. Peu de temps après tout rentra dans l'ordre et cette dame n'est pas devenue enceinte depuis.

11ᵉ observation.

Madame L......, rue Montorgueil, n° 37, âgée de 42 ans, se présenta le 28 juin 1837, avec un retard de trois mois et quelque symptômes pléthoriques peu prononcés : était-ce un commencement de grossesse ou un arrêt naturel de la fonction menstruelle ? L'âge de la malade, ses présomptions et d'autres motifs encore, venaient à l'appui de la seconde supposition ; mais l'urine se couvrit d'une pellicule blanche, très-épaisse, dès le troisième jour et un sédiment blanchâtre abondant s'était formé ; cette dame revint le 17 octobre 1837, elle était à son *huitième mois* de grossesse.

12ᵉ observation.

Madame D......, sage-femme, mariée depuis l'âge de 18 ans, âgée de 34, n'avait pas eu d'enfant ; cette dame fut adressée à M. Tanchou par M. Moret pour une glande du sein. Durant le cours du traitement nécessité par cette maladie, elle fut prise d'une gastralgie violente, avec salivation et vomissements qui l'alitèrent pendant quinze jours ; à son retour d'un voyage au Hàvre que M. Tanchou lui avait conseillé, quelques symptômes se manifestèrent du côté du bassin ; elle était en retard d'un mois ; l'urine examinée,

bien que son état ne fît point soupçonner de grossesse,
fournit cependant des signes kyesteïques très-prononcés.
M. Tanchou affirma qu'elle était enceinte. Actuellement le
ventre est volumineux et elle sent remuer.

(Communiquée par M. Tanchou.)

13ᵉ observation.

Madame C....., rue Croix-des-Petits-Champs (32 ans),
primipare, fut prise d'un malaise général, de nausées, vomissements et autres signes d'irritation gastrique dans le
courant du mois de juillet 1841 ; les règles avaient manqué
une fois. Ces symptômes, qui dans d'autres circonstances
eussent suffi pour faire soupçonner l'état de grossesse, perdaient ici toute leur valeur, car cette dame y était sujette,
et elle n'avait point eu d'enfants, bien qu'elle fût mariée
depuis cinq ou six ans. L'urine donna cependant des signes
non équivoques de l'existence de cette fonction. Madame C..... est maintenant à son sixième mois.

(Idem.)

14ᵉ observation,

Madame L...... (36 ans) a eu plusieurs enfants, le dernier il y a sept ans. Son mari est affecté depuis plusieurs
années d'une maladie qui semble incompatible avec l'acte
de reproduction : il porte en effet un rétrécissement dans
presque toute l'étendue du canal de l'urèthre, et plus particulièrement dans la région prostatique ; ce rétrécissement
est accompagné d'un écoulement abondant, et il est tellement prononcé qu'il lui est impossible de supporter la bou-
gie la plus tenue. Madame L..... éprouva dans le mois d'août
1841 des nausées, des appétits irréguliers, des malaises ;
ses règles n'étaient pas venues depuis deux mois, mais on
devait d'autant moins regarder ces accidents comme des
résultats de grossesse qu'elle en éprouvait souvent de semblables, et que la distance du dernier accouchement et l'é-
tat de son mari en éloignaient l'idée. Toutefois, l'urine of-

frit des signes kyestcïques du second au troislème jour. La grossesse n'est plus douteuse actuellement.   (*Idem.*)

15ᶜ observation.

Madame R., aux Batignolles, agée de 20 ans. — Primipare, mariée depuis neuf mois, était affectée de chlorose, depuis l'âge de 17 ans. Le mariage, loin d'opérer le changement favorable qu'elle en espérait, avait aggravé son état. Les règles étaient irrégulières et peu abondantes; elles ne venaient guère qu'à l'aide de quelques purgatifs qu'elle prenait aux époques menstruelles. Cette dame avait subi les traitements usités dans ces sortes de cas sans succès, à cause de l'irritabilité de l'estomac qui ne pouvait se faire à l'emploi des ferrugineux. Je parvins néanmoins à dissiper la chlorose en associant les préparations martiales aux opiacés et aux aliments. J'avais perdu la malade de vue lorsqu'elle revint, le 11 juin 1841, réclamer mes soins. La chlorose avait récidivé, comme cela s'observe si fréquemment, et les règles, qui avaient repris leurs cours pendant plusieurs mois, avaient disparu de nouveau. Son urine du 13 juin m'offrit, le 15, des signes non-équivoques de grossesses, à ma grande surprise, car je l'avais recueillie dans l'unique but de constater les caractères que pouvait lui imprimer la chlorose. La grossesse est actuellement (1ᵉʳ octobre) à son septième mois.

16ᵉ observation.

Madame D...... était accouchée depuis trois mois d'un enfant mort. Les règles étaient venues une fois, mais elle avait éprouvé peu de jours après leur cessation des vomissements, envies bizarres, maux de reins et autres simptômes qu'elle prit pour des signes de grossesse. L'absence des règles, à l'époque où elles auraient dû paraître, la confirma dans cette opinion. Mais cet espoir fut démenti par l'examen de son urine; l'écoulement menstruel se fit en effet naturellement, peu de jours après.

17° observation.

Madame S....., 21 ans, primipare, n'avait pas eu ses règles depuis deux mois ; quelques symptômes pouvaient faire soupçonner la grossesse, mais d'une manière trop vague pour se prononcer. Or, cette dame avait le plus grand intérêt à connaître son état. L'urine recueillie le 11 juin matin, présenta le soir même et les jours suivants des phénomènes kiestéïques certains, vu l'absence de toute maladie susceptible de les simuler. Le diagnostic ne tarda pas à être confirmé, cette dame était enceinte de sept semaines.

18° observation.

Madame P....., rue Phelippeaux, n° 23, avait eu trois grossesses, terminées toutes trois par des avortements. Une sage-femme, consultée par elle, lui dit que les avortements étaient le résultat d'une ulcération du museau-de-tanche. En conséquence, elle la soumit à un traitement qui consistait à cautériser le col régulièrement deux fois par semaine. La dame C..., voyant survenir, sous l'influence de ce traitement, des souffrances qu'elle n'avait pas, se présenta au dispensaire Sainte-Geneviève. M. Tanchou ne trouva rien qui autorisât l'emploi des caustiques ; il fut d'avis qu'il n'y avait que des soins hygiéniques à prendre. Ls règles, dont le cours avait été dérangé par les cautérisations, restaient irrégulières ; deux époques s'étaient passées sans qu'elles vinssent. Cependant, la malade souffrait beaucoup, et il fallait agir. Etait-ce une amenorrhée ou une grossesse ? L'urine seule put lever le doute ; recueillie le 26 avril 1841, elle fournit des caractères de grossesse le second jour. La malade était enceinte de près de deux mois ; elle fit un avortement au commencement du mois de septembre.

19° observation.

Mademoiselle C. L....., 20 ans, primipare, était réglée tous les quinze ou vingt jours ; à la suite de chagrins, ses règles cessèrent de venir pendant un mois et demi, ce qui équivalait pour elle à deux époques. Des circonstances particulières, comme il s'en rencontre souvent dans la pratique, lui faisaient désirer ardemment la connaissance de sa position. L'urine recueillie le 26 février 1841 donna quelques signes peu marqués de grossesse. Les mouvements de l'enfant se firent sentir deux mois après.

20ᵉ observation.

Madame M..... (27 ans), ayant eu deux enfants, eut une suppression de règles instantanée à la suite d'approches conjugales; peu de jours après survint une névralgie du nerf facial gauche. Un médecin prescrivit des purgatifs-drastiques qui déterminèrent un faible écoulement sanguin par la vulve. La névralgie n'en persista pas moins. La malade souffrait cruellement depuis un mois et demi, lorsqu'elle vint me consulter : l'urine ne donna pas de signes de grossesse, celle-ci, néanmoins, me paraissait probable. Je prescrivis une saignée et des narcotiques. Les règles se montrèrent encore, mais en très-faible quantité, le second mois. L'urine recueillie de nouveau le 21 mars 1841 (deux mois et demi après la suppression des règles), donna cette fois des signes plus certains : la grossesse fut positivement reconnue plus tard.

21ᵉ observation.

Madame O....., 24 ans, rue Saint-Denis, n° 9, six enfants, tous morts peu de temps après la couche, toux et maigreur habituelles; faciès de phthisiques. Cette dame s'offrit à mon observation le 30 mai 1841. Les règles n'étaient pas venues depuis deux mois; mais depuis quatre mois elle était sujette à des crachements de sang (hémoptisie), à une gastralgie très douloureuse et à d'autres souffrances qui l'avaient jetée dans un grand état de maigreur. il y avait un retentissement de la voix dans toute la poitrine. Tout semblait concourir à confirmer le pronostic fâcheux qu'avaient porté les médecins consultés : les parents s'attendaient à une mort peu éloignée. Moi-même, bien que je n'eusse pas trouvé de signes de désorganisation dans la poitrine, je crus à une terminaison funeste. L'urine examinée le 30 mars 1841 se couvrit le second jour d'une pellicule blanche qui présentait dès le troisième une consistance et une épaisseur considérable. Bien que cette pellicule offrit tous les caractères de celle de la grossesse, je crus prudent de ne pas me prononcer. Je me contentai de faire part de mes soupçons. Mais l'idée de grossesse était si éloignée de l'esprit de la malade et de ses parents qu'elle me fit perdre la cliente. Je la rencontrai dans le courant du mois de septembre, à la campagne où l'avait envoyée son nouveau médecin. La grossesse n'était plus douteuse, car elle sentait remuer depuis quinze jours. La santé s'était grandement améliorée. Elle est actuellement enceinte de sept mois.

22ᵉ Observation,

Madame......, rue de la Bibliothèque, n° 14, eut une suppression de règles à la suite de chagrins. Elle alla consulter M. Nauche, le 16 septembre 1837, pour rappeler le sang qui n'était pas venu depuis trois mois. Nul autre symptôme de grossesse. Mais ce médecin, ayant examiné l'urine, y trouva les signes kyesteïques. Le diagnostic fut confirmé plus tard.

23ᵉ observation.

Madame S....., rue des Deux-Ecus, n° 24, âgée de 42 ans; dix enfants ou avortements. Elle était acouchée depuis peu; les règles s'étaient montrées deux fois seulement, elles étaient en retard de deux mois. Elle n'éprouvait rien de ce qu'elle avait éprouvé dans ses nombreuses grossesses; elle avait été réglée très jeune, était-ce une amenorrhée, les préludes de l'âge critique, ou une grossesse? L'urine recueillie le 5 avril 1841, offrit les caractères kyesteïques très prononcés. Cette dame revint plus tard pour se faire saigner : la grossesse était évidente.

24ᵉ observation.

Madame F....., 23 ans, primipare, rue de la Chaussée-d'Antin, n°   , mariée depuis cinq mois, était exposée depuis un mois à des céphalalgies sincipitales, accompagnées parfois de désordres intellectuels qui faisaient redouter une aliénation mentale : elle s'était heurté la tête à une traverse de bois deux mois avant ces accidents. Quoi qu'il en soit, cette dame se croit positivement enceinte; elle vient moins pour le diagnostic que pour réclamer une saignée qu'elle croit nécessaire. Une amenorrhée de deux mois, des éblouissements, des sentiments subits de défaillance et des étouffements, semblent en effet venir à l'appui de son opinion ; mais l'urine recueillie le 21 avril 1840, ne fournit aucun signe de grossesse. Les règles reprirent leurs cours à la suite d'une saignée du bras.

FIN.

TABLE.

—